U0266997

特定患心肺运动试验应用及解析

CLINICAL RECOMMENDATIONS FOR CARDIOPULMONARY EXERCISE TESTING

DATA ASSESSMENT IN SPECIFIC PATIENT POPULATIONS

[意] 马尔科·瓜齐 等 著　　赵 威　王 磊◎编译

参译人员（姓氏首字母顺序）：

阿克胡·阿勒马斯　哈拉哈提

李　丹　刘　丹　任　川　沈　涛

宋燕新　徐　玲　徐顺霖　姚思华

长江出版传媒 Changjiang Publishing & Media　湖北科学技术出版社 HUBEI SCIENCE & TECHNOLOGY PRESS

著作权合同登记号　图字：17-2018-273

图书在版编目（CIP）数据

特定患者人群心肺运动试验应用及解析/（意）马尔科·瓜齐等著；赵威，王磊编译.—武汉：湖北科学技术出版社，2020.5（2020.9重印）

ISBN 978-7-5706-0348-0

Ⅰ.①特…　Ⅱ.①马…②赵…③王…　Ⅲ.①心脏功能试验-实验数据-数据处理②肺-功能试验-实验数据-数据处理

Ⅳ.①R540.4 ②R563.4

中国版本图书馆 CIP 数据核字（2018）第 130983 号

出 品 人：王力军

策　　划：张波军　林　潇　　　　责任校对：傅　玲

责任编辑：张波军　林　潇　　　　封面设计：喻　杨

出版发行：湖北科学技术出版社　　电　　话：027-87679468

地　　址：武汉市雄楚大街 268 号　　邮　　编：430070

（湖北出版文化城 B 座 13-14 层）

网　　址：http：//www.hbstp.com.cn

印　　刷：武汉精一佳印刷有限公司　　邮　　编：430034

880×1230　1/32　3.75 印张　66 千字

2020 年 5 月第 1 版　　2020 年 9 月第 2 次印刷

定　　价：50.00 元

序 言

PREFACE

近年来，心肺运动试验已在世界范围内获得广泛关注。心肺运动试验是在逐渐递增的运动负荷下，通过收集受试者呼出的气体并加以分析，监测机体在运动状态下的摄氧量、二氧化碳排出量、心率、血压、心电图等一系列指标，以准确地量化心肺适能，描述生理系统对运动的反应，并可为多种疾病提供预后预测信息。

美国和欧洲的权威机构已经出版了多个有关心肺运动试验的专家共识与声明。尽管这些报告内容丰富且引用的医学文献详实，但心肺运动试验仍未被充分利用。对于大多数临床医生而言，心肺运动试验软件生成的数据过多，而多数共识声明中未能简明而有效地阐述心肺运动试验指标对临床决策的作用，成为推广其临床应用的最大阻碍。

事实上，真正对临床有应用价值的心肺运动试验变量是相对简单明了的，2012 年和 2016 年欧洲心血管预防康复协会（EACPR）与美国心脏协会（AHA）的联合声明正是本着易化心肺运动试验报告解读、助力临床决策这样的理念，为临床医生提供了方便实用的实践指导。科学声明中还提供了一系列便于临床应用的彩色表格，不仅能够改进患者的诊疗流程，还能在国际水平上促进实验室之间数据判读的统一。

该系列科学声明的主要阅读对象是对心肺运动试验有一定认识，并希望通过对这项评估方法的熟悉和应用来提高临床能力的医务工作者。为便于读者的阅读与使用，现将近年EACPR与AHA联合声明的最新内容进行翻译与整合，但因译者水平有限，译文中仍难免存在谬误之处，恳请读者予以批评指正。

目录
CONTENTS

缩 略 语

AHA 美国心脏协会

BP 血压

CHD 冠心病

CO 心输出量

CO_2 二氧化碳

COPD 慢性阻塞性肺病

CP 循环功率

CPX 心肺运动试验

CRF 心肺适能

CV 心血管

EACPR 欧洲心血管预防康复协会

ECG 心电图

EFL 呼气流量极限

EIB 运动诱发支气管痉挛

EOV 运动振荡通气

ET 运动试验

EVP 运动通气功率

FEV_1 第一秒用力呼气容积

HCM 肥厚型心肌病

HF 心力衰竭

HF-PEF 射血分数保留的心力衰竭

HR 心率

HRR 心率恢复

ILD 间质性肺病

LVH 左心室肥大

MR 二尖瓣反流

MVV 最大自主通气量

O_2 氧气

OUES 摄氧效率斜率

PAH 肺动脉高压

PC 肺循环

PEF 呼气峰流速

$P_{ET}CO_2$ 呼气末二氧化碳分压

PH 肺动脉高压

Q 心输出量

RER 呼吸交换率

RV 右心室

SpO_2 血氧饱和度

US 美国

VE 分钟通气量

VCO_2 二氧化碳生成量

VHD 心脏瓣膜病

VO_2 耗氧量

VT 通气阈

第一章　概述

心肺运动试验（cardiopulmonary exercise testing，CPX）是一项良好的评估技术。它既包含在渐进性运动过程中监测心电图、血流动力学、氧饱和度和主观症状的标准运动试验（exercise testing，ET），同时还进行通气气体交换的检测，是一种优良的检查方法。其功能包括：①准确地量化心肺适能（cardiorespiratory fitness，CRF）；②描述生理系统对运动的反应，可以作为一种判断运动受限的病理生理机制和/或性能差异的手段；③基于功能进行预后分层；④制定运动处方。尽管进行心肺运动试验需要额外的费用以及操作要求，而且对所有患者来说 CPX 并非一项必需的评估内容。但是在一些已经确诊、疑诊或病因不明的情况下，通过心肺运动试验可以获取许多对制定临床决策具有重要价值的数据[1]。

美国和欧洲的权威机构已经出版了多个 CPX 相关声明[1-5]。尽管这些报告内容突出且引用的医学文献详实，但 CPX 仍尚未被充分利用。造成这一矛盾的原因在一定程度上是由于目前可用的共识声明过于复杂，未能简明有效地阐述 CPX 指标对临床决策的作用。同时，现在的 CPX 软件生成的数据过多，对于大多数临床医生而言过于抽象而不易被理解。

与这些冗长的科学声明和繁杂的 CPX 数据输出相比，真正对临床有应用价值的 CPX 变量却是简单明了的。因此，2012 年，欧洲心血管预防康复协会（European Association for Cardiovascular Prevention & Rehabilitation，EACPR）与美国心脏协会（American Heart Association，AHA）的专家共同参与总结了一项简单易行且以当前科学依据为基础的 CPX 解读指南[6]，并于 2016 年对指南内容进行了更新[7]，其目标是为了呈现一种为患者的健康而制定的对临床决策有帮助的 CPX 解读方法。文章还提供了一系列用于突显 CPX 临床决策价值的表格，这些表格以彩色编码的形式定义了一种简单易行且在临床中具有重要意义的变量分析方法，并以一页图表的形式展现了不同适应证下的分析方法。这不仅能够改进患者的管理，还能在国际水平上促进实验室之间进行统一而明确的数据解释。

上述指南的主要阅读对象是对 CPX 内容认识有限，但通过对这项评估方法的熟悉和应用可以提高自己医疗能力的临床医生。文章的终极目标是促进对 CPX 价值的认识，并增加能够对 CPX 结果进行有效解读的医疗保健专家的数量。此外，这篇文章还将使更多患者被恰当地推荐进行 CPX，从而提高患者管理的效率。而关于 CPX 的其他更多的细节，包括患者的准备流程、仪器的校准以及试验的指导，读者们可以在其他详细介绍这些问题的文章中获得[1-5]。

一、什么是心肺运动试验

尽管诊断试验技术不断进步，成像技术逐渐普及，对于确诊或疑诊心血管或肺脏疾病的患者而言，对运动反应的测试仍具有至关重要的价值[8]。通过运动试验测量心肺适能具有多种临床应用，包括诊断、评估疗效、危险分层以及指导体力活动等。尽管运动耐量可以通过平板或踏车运动试验的功率来估算，但 CPX 是运动试验的一种专门的类型，可以对心肺适能进行更精确和客观的测量。CPX 有赖于对运动时通气气体的检测，包括对递增运动过程中呼出气体的收集和无创方式测定氧气、二氧化碳的浓度。不可否认的是，CPX 操作具有潜在的患者方面的困难，包括对测试本身的恐惧，佩戴口具、鼻夹或面罩的困难，以及误以为空气使用受限等。尽管如此，在标准运动试验的基础上增加直接对通气和呼吸进行检测的无创检查，将最大限度地使心肺适能达到精确和可重复性的量化、对病因和损伤程度进行分级，以及对干预的反应进行客观评价[9,10]。此外，在过去的 20 年间出现了大量将 CPX 作为预后预测工具的研究，这些研究使 CPX 成为一种科学合理且在临床上有价值的精确评估各种疾病预后的方法[1,11,12]。正如指南中所描述的，关于 CPX 临床应用的研究对确诊或疑诊心血管或肺部疾病以及某些骨骼肌异常患者的功能评价产生了重要影响。

尽管临床应用仍显不足，但 CPX 已经得到了广泛普及。这不仅是因为 CPX 对于心血管、肺部以及骨骼肌疾病患者的功能评估具有明确的价值，还因为快速反应分析仪和计算机辅助数据处理等技术的进步使得这种模式使用更加方便。一旦被广泛接纳，CPX 就会具有广泛应用于临床的潜能。基础的 CPX 结果包括耗氧量（O_2 consumption，VO_2）、分钟通气量（minute ventilation，VE）和二氧化碳生成量（CO_2 production，VCO_2）等，现在可以在大部分系统生成的电子表格中获取，这提供了一种直接获取、处理和解读数据的平台。当标准运动试验在很长时间里被当作血管造影、冠脉搭桥手术和心脏移植等价格昂贵且侵入性操作的筛查手段时，在运动中增加气体交换检测则被证明提升了这种决策能力。对于优化危险分层（如心脏移植、植入性心脏除颤器和心脏再同步化治疗等医疗设备治疗）、肺叶切除或肺移植以及多种手术的术前评估，CPX 结果被认为是对其他临床信息的一种有价值的补充[1,9,11-15]。由于通气效率已成为一种极有力的预后预测指标，近年来也提出了包括以上指标的危险分层模式[1,15]。

二、心肺运动试验关键变量[16-25]

CPX 系统软件自动采集的数据量很大，对于临床医生而言过于繁杂，而现有临床实践和原创研究所充分证实的变量则相对简明，更适合临床应用和推广。表 1 中列出了通过通气呼气分析和标准运动试验得到的重要的 CPX 变量，包括关键 CPX 变量名称、其简要的描述和重要性，以及正常值和反应。建议读者阅读相关文献，以获取更多信息[1-4,26]。需要特别注意的是，在本文中所指的有氧运动能力是指峰值 VO_2 而不是 VO_2 最大值，因为前者最常用于疑诊或确诊病生理过程的患者。表 1 中列出的所有变量均包含在单独一页的通用 CPX 报告表格中（附表 1）。有些变量在所有进行 CPX 的患者中都会被评估，例如峰值 VO_2 和峰值呼吸交换率（respiratory exchange ratio，RER），其他例如分钟通气量/二氧化碳生成量斜率（VE/VCO_2 斜率）和运动振荡通气（exercise oscillatory ventilation，EOV）

则视情况而定。特殊情况下的 CPX 变量总结和鉴别将在后续章节和相应附录中进行描述。指南写作小组希望通过这种方法使操作和解读 CPX 的临床医生可以轻松地理解和运用相关数据。而且，其中大部分变量可以通过 CPX 系统软件包自动生成在报告表格中。

表 1　心肺运动试验中关键指标的定义与正常值

心肺运动试验指标	描述/临床意义	正常值/反应
峰值耗氧量 Peak VO_2 （$mL \cdot O_2 \cdot kg^{-1} \cdot min^{-1}$）	●运动中氧气的最大摄取值 ●本文中针对患者人群通常描述为“峰”值 ●根据运动方案不同表示为 10～60s 期间的平均值（即阶段更短的方案平均间隔更短，阶段更长的方案平均间隔更长）[1] ●受中心（心血管和/或肺）以及外周（骨骼肌）功能的影响 ●广泛反映疾病严重程度（包括心衰、肥厚型心肌病、肺动脉高压、继发性肺动脉高压、慢性阻塞性肺病、间质性肺病） ●反映整体预后的指标	●受年龄和性别影响，跨度很大：健康的 80 岁女性和优秀年轻运动员可分别为 15～80（$mL \cdot O_2 \cdot kg^{-1} \cdot min^{-1}$）[13]；随年龄增加及身体机能衰退而下降，不同性别间存在差异；与最大心输出量密切相关 ●运用表 2 中考虑了年龄和性别差异的公式，将峰值耗氧量表示为占预计值的百分比 ●百分比预计值需≥100%
通气阈值耗氧量 VO_2 at VT （$mL \cdot O_2 \cdot kg^{-1} \cdot min^{-1}$）	●VE 和 VCO_2 非线性上升时的次极量 VO_2 ●通常与无氧阈值相关 ●反映可持续一段时间的运动试验负荷上限 ●对设定运动处方中的运动强度很有价值，且高度个体化	●50%～65% 峰值耗氧量[23] ●受遗传倾向及长期有氧训练影响

续表

心肺运动试验指标	描述/临床意义	正常值/反应
峰值呼吸交换率 Peak RER	●定义为 VCO_2/VO_2 的比值 ●根据运动方案不同表示为10～60s期间的平均值（即阶段更短的方案平均间隔更短，阶段更长的方案平均间隔更长） ●随着运动强度提高，VCO_2 增速大于 VO_2，比值增加 ●目前为反映运动费力程度的最佳无创指标	●峰值≥1.10被广泛接受为运动费力程度高[1]
分钟通气量/二氧化碳生成量斜率 VE/VCO_2 slope	●VE（*y* 轴）与 VCO_2（*x* 轴）的关系，单位均为 $L \cdot min^{-1}$ ●通常应用全部ET数据计算[9] ●代表呼吸系统通气灌注的匹配 ●广泛反映疾病严重程度和预后（包括心衰、肥厚型心肌病、肺动脉高压/继发性肺动脉高压、慢性阻塞性肺病、间质性肺病）	●＜30为正常，随年龄增长可能轻微上升
运动振荡通气 EOV	●目前尚无通用定义 ●通常定义为≥60%运动试验时间呈静息振荡通气模式，振幅≥15%平均静息测量值[1,18] ●建议运用10s平均VE数值测定 ●代表心衰患者疾病严重程度进展及预后不良	●在任何情况下都被视为非正常的运动通气反应（见图2）

续表

心肺运动试验指标	描述/临床意义	正常值/反应
静息及运动中呼气末二氧化碳分压 $P_{ET}CO_2$ at rest and during exercise（mmHg）	●代表呼吸系统通气灌注的匹配和心脏功能 ●广泛反映疾病严重程度（包括心衰、肥厚型心肌病、肺动脉高压/继发性肺动脉高压、慢性阻塞性肺病、间质性肺病）	●静息：36～42mmHg ●达 VT 时增加 3～8mmHg ●达 VT 后随通气反应增加而下降
峰值运动时的分钟通气量/氧摄入量 VE/VO_2	●根据运动方案不同表示为 10～60s 期间的平均值（即阶段更短的方案平均间隔更短，阶段更长的方案平均间隔更长） ●反映峰值 ET 时氧摄取的通气消耗 ●在怀疑线粒体肌病的患者中具有诊断价值	●≤40 ●正常反应上限为 50[24]
Δ 心输出量/Δ 耗氧量斜率 $\Delta Q/\Delta VO_2$ slope	●Q（*y* 轴）与 VO_2（*x* 轴）的关系，单位均为 $L \cdot min^{-1}$ ●需要额外设备测量心输出量（气体再呼吸技术） ●反映在运动骨骼肌中 O_2 的输送和利用的关系 ●若排除贫血，对怀疑线粒体肌病的患者具有诊断价值	●≈5
分钟通气量/最大自主通气量 VE/MVV	●最大运动强度时的分钟通气量/静息时最大自主通气量，单位均为 $L \cdot min^{-1}$ ●尽管 MVV 可通过公式（$FEV_1 \times 40$[25]）预测，但建议直接测量 ●在鉴别不明原因劳力性呼吸困难是否与呼吸系统疾病相关时具有诊断价值	●≤0.80

续表

心肺运动试验指标	描述/临床意义	正常值/反应
第一秒用力呼气容积与呼气峰流速 FEV_1（$L \cdot min^{-1}$）and PEF（$L \cdot min^{-1}$）	●肺功能检测的一部分 ●预计值由 CPX 软件包自动生成；受年龄、性别和身体状态的影响 ●在鉴别不明原因劳力性呼吸困难，是否与呼吸系统疾病相关，尤其是运动诱发支气管痉挛时，具有诊断价值 ●必要时需在 CPX 前后分别测量以进行比较	●CPX 后较试验前下降＜15%
氧脉搏轨迹 O_2 pulse trajectory（$ml \cdot O_2 \cdot beat^{-1}$）	●氧脉搏定义为 VO_2（$mL \cdot O_2 \cdot min^{-1}$）与心率（bpm）的比值 ●反映每搏输出量对运动反应的无创指标 ●对于可疑心肌缺血患者（如运动导致的左室功能不全）具有诊断价值	●运动中持续线性上升，最大用力时可能到达平台期（见图 1）
Δ 耗氧量/Δ 功率轨迹 $\Delta VO_2/\Delta W$ trajectory（$ml \cdot min^{-1} \cdot W^{-1}$）	●VO_2（y 轴，$ml \cdot min^{-1}$）与工作负荷（x 轴，Watts）之间的关系 ●应使用功率车进行运动评估 ●对于可疑心肌缺血患者（如运动导致的左室功能不全）具有诊断价值	●运动试验中持续线性升高（见图 1） ●应用全部运动数据计算的平均斜率为 $10ml \cdot min^{-1} \cdot W^{-1}$
运动心率 Exercise HR（bpm）	●在未服用 β 受体阻滞剂的患者中，评估变时能力及心脏对运动的反应能力 ●不应将峰值心率作为评估患者用力程度的首要指标[21,22]	●VO_2 每增加 $3.5ml \cdot O_2 \cdot kg^{-1} \cdot min^{-1}$，心率增加 10 次，用力良好时至少达到 85%年龄预计最大心率

续表

心肺运动试验指标	描述/临床意义	正常值/反应
1min 心率恢复（次）HRR at 1 min（beats）	●最大运动心率和恢复 1 分钟心率的差值 ●评估副交感神经再激活的速度	●>12 次
运动血压 Exercise BP（mmHg）	●评估运动中心血管反应及左室后负荷	●VO_2 每增加 $3.5ml \cdot O_2 \cdot kg^{-1} \cdot min^{-1}$，收缩压上升 10mmHg ●正常收缩压最大值男性为 210mmHg，女性为 190mmHg ●舒张压不变或轻度下降
脉氧 SpO_2（%）	●无创评估动脉血氧饱和度 ●在鉴别不明原因劳力性呼吸困难是否与呼吸系统疾病相关时具有诊断价值 ●随着疾病进展，慢性阻塞性肺病、间质性肺病、肺动脉高压/继发性肺动脉高压患者常下降	●静息及运动中均≥95% ●不应下降>5%（绝对值）
心电图 ECG	●评估心律稳定性 ●鉴别基线异常和运动导致的缺血	●微小波形变化 ●无明显偏离正常窦性心律

续表

心肺运动试验指标	描述/临床意义	正常值/反应
主观症状 Subjective symptoms	●用于描述受试者感知的限制活动的症状 ●对自感劳力（如 Borg 评分[17]）以及呼吸困难、心绞痛（应用症状特异性评分[19]）进行分级，应使用单独的量化标尺，并以不同用语表示 ●以异乎寻常的呼吸困难作为测试终止的首要原因（如呼吸极其困难，患者无法继续[19]）提示心肌缺血[16]和心衰[20]患者不良事件风险升高	●以肌肉乏力为限制因素，而无明显呼吸困难或心绞痛

注：CPX，心肺运动试验；VO_2，耗氧量；ET，运动试验；VT，通气阈；VE，分钟通气量；VCO_2，二氧化碳生成量；RER，呼吸交换率；EOV，运动振荡通气；$P_{ET}CO_2$，呼气末二氧化碳分压；Q，心输出量；MVV，最大自主通气量；PEF，呼气峰流速；FEV_1，第一秒用力呼气容积；O_2，氧气；W，瓦特；HR，心率；HRR，心率恢复；BP，血压；SpO_2，血氧饱和度；ECG，心电图

通气阈值 VO_2 在评估持续有氧运动能力及决定个体结构化有氧运动程序中的训练强度方面具有广泛的应用前景[1]。所以，对于临床情况稳定而不计划进行后续试验或手术者，通气阈值 VO_2 应该被用来确定患者的心率和运动负荷以制定合适的有氧运动训练目标[23]。例如，一名心衰患者的峰值 VO_2 为 $16.5ml \cdot O_2 \cdot kg^{-1} \cdot min^{-1}$，通气阈值 VO_2

为 12.0ml・O_2・kg^{-1}・min^{-1}，通气阈值分别相当于心率 105bpm 及平板运动速度和级别分别为 2mph 和 5%。则平板运动程序合适的目标训练强度应为该速度和级别，且心率约等于 105bpm。

依赖于系统配置，标准运动试验所检测的血流动力学和心率等数据将会和通气呼气气体分析数据一同或分别报告。在任何一种情况下，大多数基本数据都可以轻松获得。氧脉搏和 Δ 耗氧量/Δ 功率（$\Delta VO_2/\Delta W$）图常常由普通的 CPX 软件系统生成。如果无法生成，则可以运用电子数据表格中的运动数据轻松生成。图 1 显示了正常和异常的氧脉搏和 $\Delta VO_2/\Delta W$ 图示例。

尽管 VE 数据以函数图像形式表示，但 EOV 的确定则必须手工完成。考虑到 EOV 的确定在心力衰竭（heart failure，HF）中的重要性，指南写作小组期望未来的 CPX 系统软件包能够根据目前普遍采纳的标准，自动量化这种异常的有无。表 1 中列举了目前最常用的定义 EOV 的标准[18]。有初步证据表明这种 EOV 标准与其他方法相比具有更强的预测预后的能力[27]。对于目前的临床应用，指南建议静息和运动时的 VE 数据以平均每 10s 采集的数据绘图表示。这一平均间隔可以在去除呼吸造成的信号噪声的同时避免数据的过度平滑，以及因延长这一平均间隔时间（例如以平均大于 30s 的数据绘图）造成的生理现象的缺失。

正常通气模式与 EOV 的对比见图 2。

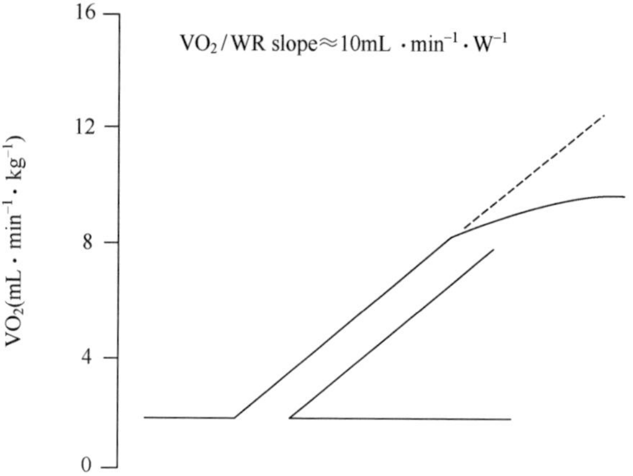

(a)

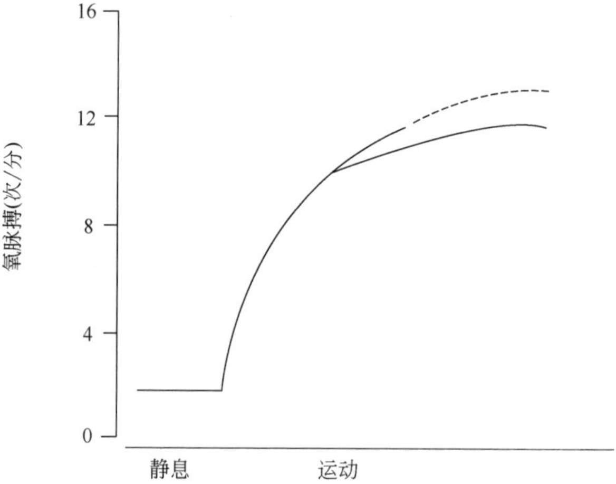

(b)

图 1　氧脉搏和 $\Delta VO_2/\Delta W$ 数据点的正常（虚线）和异常（实线）示例

VO_2，耗氧量；W，瓦特；O_2，氧气

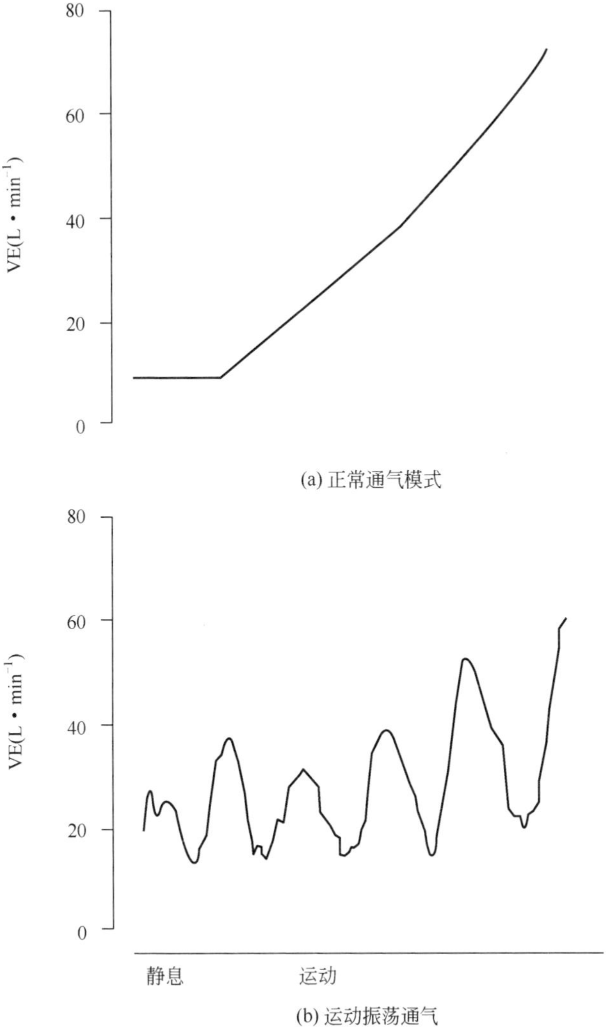

图 2　正常通气模式（a）和运动振荡通气（b）示例

VE，分钟通气量

最后，在增加了无创心输出量（Q）的测量后（例如对怀疑线粒体肌病的 CPX），$\Delta Q/\Delta VO_2$ 斜率可以简单地通过运动试验数据的电子表格确定。

三、其他有潜在价值的心肺运动试验指标

经过对文献的回顾，指南写作小组推断 CPX 中的一些指标具有临床应用前景。评估这些指标临床作用的证据目前尚不足以将其包含在任一评估方法中，原因有两点：①这些指标没有确定的阈值、二分法或多级分类法；②在关系到 CPX 更明确测量的指标时，关于这些指标的更多临床价值（如多元建模）信息有限或不确定。然而，写作小组认为这些指标值得讨论及考虑。

（一）摄氧效率斜率

摄氧效率斜率（oxygen uptake efficiency slope，OUES）首先由 Baba 等在 1996 年提出[28]，此后被广泛运用于心衰患者的评价。OUES 取自 VO_2（y 轴）和 VE 的对数转换（x 轴）的关系，是度量给定 VO_2 下所需通气量的指标。VE 的对数转换与 VO_2 有着很强的线性关系，使得 OUES 指标

相对独立。心衰患者 OUES 指标较无心衰者显著下降，并与病情严重程度相关[29]。尽管 OUES 的危险分层分界值还未被建立，但其参考公式已经被提出[30]。已经有许多文献证明 OUES 评估心衰患者预后的意义[31-35]。然而，OUES 在经全部 CPX 指标的多因素分析校正后，是否仍可作为一个显著的预后预测指标尚未确定。OUES 也被用于运动训练[36-39]和心脏移植前后[40]。经上述干预后 OUES 可以提高，提示其可作为临床变化的敏感指标。

（二）运动通气功率

Forman 等[41]提出了新的通气指标—运动通气功率（EVP）：定义为峰值 SBP 和 VE/VCO_2 斜率的比值。他们假设这两个指标中 SBP 反映系统血流动力学，可以提供有效的综合指标以预测风险。而 VE/VCO_2 斜率则反映外周（如外周灌注、骨骼肌化学神经反射和传入反射）和肺异常（肺泡灌注和通气）复杂的相互作用。将 EVP≤或＞3.5mmHg 作为高危的界值，EVP 可提供较传统 CPX 指标更好的预后预测价值。后续的 EVP 研究集中于运用该指标反映疾病严重程度及心衰病生理变化方面。Borghi-Silva 等[42]研究了 86 名射血分数降低的心衰患者，进行了 CPX 及运动心脏超声多普勒检查，他们观察到低 EVP 反映了高度不良的临床情况（运动中峰值 VO_2 及 CO 严重下降）。试验还提示低

EVP 尤其反映受损的右心室功能及肺循环血流动力学。

（三）循环功率

心脏功率（cardiac power）的定义为心输出量和平均动脉血压的乘积，反映心搏血流和外周灌注压间的关系[43]。峰值 VO_2 和心脏功率都低的心衰患者预后差于峰值 VO_2 低但心脏功率正常的患者。尽管心脏功率在概念上很吸引人，但其应用因为依赖有创检查而受到限制。Cohen-Solal 等[44]提出了循环功率（circulatory power，CP）指数的概念，其与心脏功率相关，但为依靠 CPX 无创获得的等效评价指标。以峰值 VO_2 替代心输出量，SBP 替代平均动脉压，CP 为峰值 VO_2 和 SBP 的乘积。Cohen-Solal 等[44]报道峰值 CP 为最有效的 CPX 预后预测指标。其他研究者观察到峰值 CP 与治疗相关，可能是有效地反映疾病状态的无创指标[45,46]。

（四）心输出量的无创评估

因峰值 VO_2 与运动心输出量显著相关，峰值 VO_2 常替代心输出量。事实上，峰值 VO_2 作为强预后预测指标的原因之一在于其与运动中心脏功能平行。然而，峰值 VO_2 可被许多其他因素影响（包括年龄、性别、运动、肥胖、营养不良和局部肌肉乏力）[47]。所以，有必要对无创评估心输出量是否可以增强 CPX 的预测价值进行研究。许多研究评估了运动中心输出量对 CPX 指标的补充意义，以评估其他血流动力学反应（比如运动射血分数、每搏工作指数及其他收缩指标），并评估次极量运动的血流动力学反应。已有研究表明无创测量的峰值 CO 可独立预测预后，并提高了峰值 VO_2 的预测价值[48-52]。更新的报道提示无创测量的峰值心指数为通气效率指数及峰值 VO_2 提供补充，且联合这些指标将为风险预测提供最强有力的分层策略[53,54]。虽然 Fick 和热稀释法仍然是评估心输出量的金标准[55]，但已有一些应用 CPX 进行测量的再呼吸方法可以使用。生物电阻抗法近年也是研究热点，伴随着许多确证研究，应用上述技术的心脏血流动力学已经显示出评估心衰患者预后的价值[53,54,56-58]。

四、通用心肺运动试验报告表格

对于数据解读和临床应用来说，非常需要以简明而有条理的方式收集所有 CPX 相关数据。附表 1 中的通用 CPX 报告表格为临床医生提供了收集相关运动试验数据并针对患者特殊情况/试验结果进行解读的方法。值得注意的是，在 CPX 报告表格中某些变量的收集并不考虑运动试验的原因，包括峰值 VO_2、峰值 VO_2 占预计值的百分比、通气阈值（VT）VO_2、峰值 RER、HR、BP、心电图以及主观症状等数据。

在 2016 年更新的版本中，增加了一个用来比较和报告运动潮气量环和最大流量-容积环关系的部分。这一比较用来鉴定呼气流量极限（expiratory flow limitation，EFL），EFL 可能是主要或参与运动不耐受和劳力性呼吸困难等异常症状机制的指标，具体关于 EFL 的病理生理学基础在其他文献中说明[59-63]。指南写作小组意识到，可能并非所有 CPX 试验室都能进行流量-容积环分析，因此我们不将此作为必需的检测。但是，有充分的文献表明对 CPX 中流量-容积环的评价可以提高解释的分辨率，从设备和人员的角度有能力进行这项评价的实验室应当考虑进行此项评价。图 3 表明了封闭于最大流量-容积环中的正常运动潮气量环，以及 EFL 的示例。

健康人（图 3 左）和慢性阻塞性肺病患者（图 3 右），在静息（内部实线）和运动（虚线）状态下自主潮气流量-容积环，以及运动前测量的最大流量-容积环（外部实线）。通过周期性测量运动过程中的吸气能力，所得潮气流量-容积环位于最大环的内部（↔）。左图中，健康人拥有稳定的或增加的吸气能力，在增加潮气量（横轴）的同时未达到最大流速（箭头）。相比较，右图中慢性阻塞性肺病患者在自主呼吸时达到最大呼气流速，并且因为吸气能力的下降需要增加呼气末肺容积。（来自 Balady 等改良[1]，2010 年，美国心脏协会版权所有）

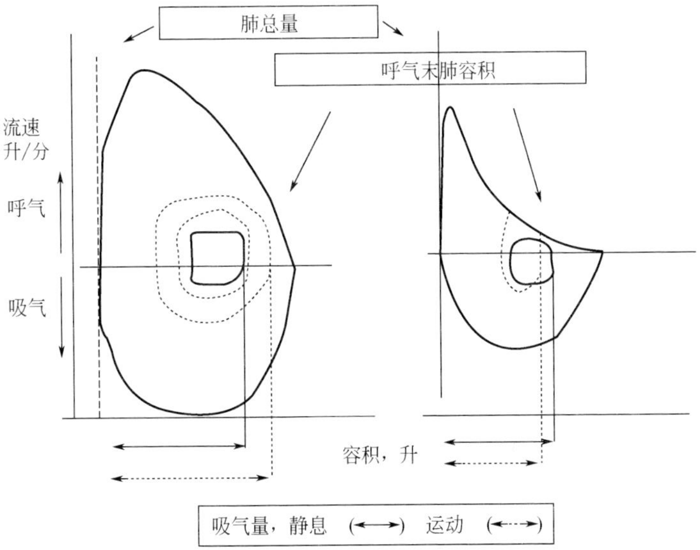

图 3　流量-容积环

指南建议运用表 2 中列出的 Wasserman 和 Hansen 等[64,65]提出的公式计算峰值 VO_2 占预计值的百分比。这些公式考虑到了包括身体状态、运动方式和性别等在内的影响因素。上述变量与所有进行 CPX 的患者有关，因为这些变量普遍反映了预后、极量和次极量下的功能能力、运动努力程度和运动生理学[66,67]。通用 CPX 报告表格中其他 CPX 变量的采集取决于试验适应证，这将在后续章节和附录中进行描述。

表 2　峰值耗氧量预测公式

Wasserman/Hansen 公式[a]	久坐男性	久坐女性
●第 1 步：计算	踏车因子=50.72-0.372X（年龄）	踏车因子=22.78-0.17X（年龄）
	预测体重=0.79 X（身高）-60.7	预测体重=0.65X（身高）-42.8
●第 2 步：体重分类	测量体重=预测体重	测量体重=预测体重
●第 3 步：选择公式	测量体重＜预测体重 峰值耗氧量（$mL \cdot min^{-1}$）=[（预测体重+测量体重）/2]×踏车因子 测量体重=预测体重 峰值耗氧量（$mL \cdot min^{-1}$）=测量体重×踏车因子 测量体重＞预测体重 峰值耗氧量（$mL \cdot min^{-1}$）=（预测体重×踏车因子）+ 6×（测量体重-预测体重）	测量体重＜预测体重 峰值耗氧量（$ml \cdot min^{-1}$）=[（预测体重+测量体重+86）/2]×踏车因子 测量体重=预测体重 峰值耗氧量（$ml \cdot min^{-1}$）=（测量体重+43）×踏车因子 测量体重＞预测体重 峰值耗氧量（$ml \cdot min^{-1}$）=（预测体重+43）×踏车因子+6×（测量体重-预测体重）
●第 4 步：运动形式	如应用跑台测试，多重预计 VO_2 第 3 步×1.11	如应用跑台测试，多重预计 VO_2 第 3 步×1.11

注：VO_2，耗氧量

[a] 身高单位为 cm，体重单位为 kg

第二章　不同临床情况相关心肺运动试验变量

在一些疑诊或确诊的条件下，进行 CPX 可以在诊断、预后和/或治疗效果方面提供临床上有价值的信息。但是大量科学证据表明，CPX 的价值在后续章节中指出的不同情况具有异质性。虽然 CPX 的临床应用在收缩性心衰和不明原因劳力性呼吸困难的患者中已经被明确确定，但对于文章中涉及的一些其他患者来说，仍需更多不同等级的证据来支持 CPX。这并不表明在以下这几种情况下没有理由进行 CPX。此外，特定情况相关的 CPX 变量分析是根据可靠的生理学原理、专家共识以及目前的科学证据提出的。指南写作小组认为，根据专家意见和目前已有的证据，CPX 可对后续章节中列出的所有情况提供有价值的临床信息。下面每一章节附有一个特定患者人群评估表（附表 2 至附表 11），这些彩色编码图表包括各项试验适应证中的主要 CPX 变量。绿色区域内是各项变量的正常值，黄色区域和红色区域表明异常逐渐加重。关于 CPX 操作中主要变量的解读列在每张表格的最后。这些反映特殊情况的图表的作用是简化 CPX 数据解读，进而促进临床应用。

一、收缩性心力衰竭

大多数评估 CPX 临床应用的研究是在收缩性心力衰竭人群中进行的。这些研究起始于 20 世纪 80 年代初 Weber 等人[68]标志性的工作，随后是 1991 年 Mancini 等人[69]经典的研究，大量的文献已确切表明 CPX 的关键变量可用于预测不良事件以及衡量疾病的严重程度[1,9,70,71]。目前 CPX 变量中研究最多的是峰值耗氧量、VE/VCO_2 斜率，以上两个变量均被指出在收缩性心力衰竭患者中具有较强且独立的预测预后价值。虽然有证据显示单变量 VE/VCO_2 斜率比峰值耗氧量更具预测价值，但大量证据表明，多变量方案更能提高预测预后的精确性[9]。在当前的医疗管理策略下，VE/VCO_2 斜率≥45 和峰值耗氧量＜$10ml \cdot O_2 \cdot kg^{-1} \cdot min^{-1}$ 为 CPX 后 4 年随访期间预后不良的标志[72]。最近几年出现的其他 CPX 变量进一步细化了预后方案。尤其是运动振荡通气（EOV）和静息、运动时的呼气末二氧化碳分压（$P_{ET}CO_2$）均在收缩性心力衰竭患者中具有很强的预测预后价值[18,73-75]。鉴于这些变量很容易获得，建议将它们纳入预后评估。最后，有一些证据表明峰值耗氧量占预计值百分比（%）可提供预后预测信息[76-78]，尽管目前尚不清楚其预测强度是否可替代或与峰值耗氧量一致。目前的证据表明，峰值耗氧量占预计值＜50%提示心力衰竭患者预后不良[76]。对于心力衰竭患者，应继续开展峰值耗氧量占预计值百分比（%）临床价值的研究。然而，鉴于峰值耗氧量测量值与峰值耗氧量占预计值百分比（%）预测预后价值证据量的差异，对于心力衰竭患者，我们目前仍推荐以实际峰值耗氧量来衡量疾病的严重程度及预后。附表 2 中提供了收缩性心力衰竭患者的预后和诊断分层图。对峰值耗氧量、VE/VCO_2 斜率、有或无振荡通气、静息或运动 $P_{ET}CO_2$ 均应进行评价。随着这些变量值进展到红色区域，病情逐渐恶化，主要不良事件（即死亡、心衰由失代偿期到难治期）的可能性越来越大，软终点事件（如因心衰住院）的风险也可能增加。关于心脏移植适应证，峰值耗氧量和 VE/VCO_2 斜率数值在红色区域应考虑为主要入选标准。大量研究已经表明，对于收缩性心力衰竭患者，上述 CPX 变量对药物（即西地那非、血管紧张素受体拮抗剂、血管紧张素转化酶抑制剂）、手术（即心脏再同步化治疗、左心室辅助装置植入术和心脏移植术）以及生活方式（即运动训练）等干预措施反应良好[9,79-81]。因此，当 CPX 检测到异常值，应回顾患者的临床治疗方案，以进一步确定当前干预或新干预措施的实施是否必要。此外，标准运动试验（ET）变量应包括在评估中，因为它们可以为临床稳定性和预后提供更多信息。当运动试验中出现异常的血流动力学和/或心电图反应、ET 后 1min 心率恢复异常减少或以报告异常呼吸困难（即 4/4：极其困难，患者无法继续[19]）作为主要主观症状而终止试验时，均为预后不良和病情加重提供进一步证据[20,67,82,83]。

二、射血分数保留的心力衰竭和先天性心脏病

目前有几项研究支持应用 CPX 来测量舒张功能障碍的水平，并评估射血分数保留的心力衰竭（HF-PEF）患者的预后[84-86]。对于收缩性心力衰竭和 HF-PEF 患者，VE/VCO_2 斜率和 EOV 评估预后的价值是相同的。此外，一些研究同样支持对于先天性心脏病的人群应用 CPX 评估预后的重要性[87-89]。即便如此，对于先天性心脏病的人

群，仍需更多的研究进一步阐明 CPX 的临床价值。目前，对于 HF-PEF 和先天性心脏病的患者，指南推荐使用与收缩性心力衰竭患者相同的图表（附表 2）。

三、肥厚型心肌病

CPX 对评估疑似或确诊为肥厚型心肌病（HCM）的患者具有良好的实用性。运动试验中通气呼出气体分析可用于区分具有诊断和预后意义的功能限制。尽管 2002 年美国心脏病学会/美国心脏协会运动试验指南[90]指出，HCM 为运动试验的相对禁忌证，但随后许多研究者强调此项操作是安全的[91-93]。峰值耗氧量不仅可用于指导 HCM 的治疗，还可用于鉴别左心室肥厚（LVH）是与 HCM 相关抑或是源于其他相对无害的病因。例如，运动员可因体力活动而引起心室生理性肥大。基于这样的背景，CPX 可简单地通过运动试验操作鉴别 LVH 是生理性肥大还是与 HCM 相关。当运动员达到峰值耗氧量时，其数值通常超过预计值，而只有 1.5%的 HCM 患者峰值耗氧量超过预计值[94]，因此这提供了一个方便的方法，在没有被确诊的年轻无症状 LVH 患者中检出 HCM。通气效率的检测，特别是 VE/VCO_2 斜率和 $P_{ET}CO_2$，对于 HCM 患者也可能是有价值的，因为这些变量的异常与进展性 LVH 诱发的舒张功能障碍所致肺动脉压增高有关[95]。此外，最近的证据表明，有氧能力和通气效率是症状轻微的梗阻性 HCM 患者的预后指标[96]。作为一个诱发性运动刺激，CPX 还对心电图和血流动力学提供了重要的评估。运动时血压反应迟钝（收缩压增加≤20mmHg）或血压下降（运动时收缩压＜静息值）也很常见，这提示猝死风险的增加[97,98]。此外，异常的血流动力学反应合并低峰值耗氧量提示预后更差[99]。而运动诱发的室性心律失常比较罕见，其在某些患者中提示预后风险高[100]。附表 3 中提供了确诊或疑似 HCM 患者的预后和诊断分层图。由于峰值耗氧量数值在这类患者人群中变动范围大，近期的研究已表明，峰值耗氧量占预计值百分比（%）应纳入这一人群预后价值的评估范畴[96]。峰值耗氧量占预计值百分比（%）从绿色区域到红色区域的逐步下降是疾病严重程度和预后恶化的指标。血流动力学（如收缩压）和心电图（如室性心律失常发作）变量的异常进展至红色区域是疾病加重和不良事件风险增加的进一步证据。随着 VE/VCO_2 斜率和 $P_{ET}CO_2$ 的数值从绿色区域进展至红色区域，由 HCM 引起的继发性肺动脉高压（PH）的可能性在增加。

四、不明原因劳力性呼吸困难

CPX具有综合评估劳力性呼吸困难是单独来源于心血管系统或呼吸系统，还是综合因素所致的独特能力。此外，目前大部分 CPX 系统有完成肺功能测试的能力。因此，对于不明原因劳力性呼吸困难患者，CPX 被认为是用来明确运动不耐受机制的重要评估方式[1,90]。当 CPX 被用于此适应证时，其主要目标是重现患者劳力性呼吸困难的症状以最好地检测出与此症状符合的生理异常。附表 4 中提供了对于不明原因劳力性呼吸困难患者的诊断分层图。VE/VCO_2 斜率、峰值耗氧量占预计值百分比（%）、$P_{ET}CO_2$ 和峰值运动分钟通气量（VE）/最大自主通气量（MVV）比值均为此处 CPX 评估的主要变量。运动前应直接测量最大自主通气量，而不是通过第一秒用力呼气容积（FEV_1）计算得出。此外，在 CPX 之前和之后，应完成肺功能检查以测定 FEV_1 和呼气峰流速（PEF）[101-105]。在 CPX 完成后 1min、3 min、5 min、7 min、10 min、15 min 和 20 min 应测定 FEV_1 和 PEF，因为当出现运动诱发的支气管痉挛（EIB）时，这些变量的反应通常在休息数分钟内变得更差[105]。除了标准的血流动力学和心电图监测程序，还应评估静息状态下、ET过程中，以及恢复时的脉氧（SpO_2）。由于峰值耗氧量数值在这类患者人群中可能范围较大，故峰值耗氧量占预计值百分比（%）应纳入评估范畴。峰值耗氧量占预计值百分比（%）的逐步下降，即从绿色区域到红色区域表明导致劳力性呼吸困难的生理机制对功能状态的影响更大。VE/VCO_2斜率和$P_{ET}CO_2$的异常，尤其是进展至红色区域，表明由肺血管病变引起的通气灌注异常为劳力性呼吸困难症状的潜在机制[106,107]。通气灌注异常的患者也可能出现SpO_2的下降，这种情况下，此发现预示着病理生理情况进展。单独VE/MVV、FEV_1和PEF的异常（即红色区域）表明患者不明原因劳力性呼吸困难与呼吸系统相关。对于FEV_1和PEF数值反应在红色区域，应怀疑存在EIB，可能需要进行支气管舒张试验。尽管FEV_1和PEF均被推荐用于EIB的评估，但通常单独使用FEV_1进行评估[103,104]。因此，不考虑PEF的反应，运动后FEV_1下降＞15%就足以怀疑存在EIB[105]。在劳力性呼吸困难症状再发时，检测到血流动力学和/或心电图的异常，则表明患者不明原因劳力性呼吸困难症状与心血管系统相关。对于此适应证CPX的独特之处还在于，与劳力性呼吸困难和运动不耐受同时出现的运动时血压反应过高，可能为HF-PEF患者的早期指标[108,109]。

在2016年的指南更新中，着重强调了流量-容积环的价值。对于不明原因劳力性呼吸困难的患者，EFL 的出现和量级进一步阐明了劳力性限制和异常症状的肺部机制。

五、疑诊或确诊的肺动脉高压或继发性肺动脉高压

尽管目前此类疾病并非是 CPX 的标准临床适应证，但支持在疑诊或确诊肺动脉高压（PAH）和继发性 PH 患者中应用此类运动试验的证据却在迅速增加[106,107,110-120]。当肺动脉高压诊断明确后，在发现潜在的肺血管病变或评价疾病严重性方面，CPX 的关键作用在于可以通过运动而无创地量化通气灌注异常。特别是 VE/VCO_2 斜率和 $P_{ET}CO_2$ 的异常强烈提示是由 PAH 所致的肺血管病变，或是继发于 HF、HCM、慢性阻塞性肺病（COPD）、间质性肺病（ILD）或系统性结缔组织病等的继发性 PH。此外，也有证据表明 CPX 的关键指标对于 PAH 患者的预后有提示作用。对于疑诊或确诊 PAH 或继发性 PH 患者的诊断及预后分层表请见附表 5。峰值耗氧量、VE/VCO_2 斜率和 $P_{ET}CO_2$ 是该类患者行 CPX 时的主要观察指标。无论发病机制如何，典型的肺

血管病变患者存在显著的有氧运动能力降低。因此，利用 Weber 分级系统[68]，将峰值耗氧量实测值作为评估指标是有充足理由的。在那些没有明确诊断 PAH 的患者中，随着 VE/VCO_2 斜率和 $P_{ET}CO_2$ 值从绿色区域进展至红色区域，其存在肺血管病变的可能性逐渐提升。在确诊 PAH 或继发性 PAH 患者中，上述通气效率变量指标及有氧运动能力的进行性恶化均提示疾病严重性的增加，并预示不良事件发生风险的上升。至于试验的形式，目前证据显示平板式的运动试验较踏车式的运动试验可以更显著地提示通气效率的异常[121]。因此在对疑诊或确诊肺血管病变的患者进行评估时，选取平板式 CPX 可能是最佳的。另外，进展期的 PAH/继发性 PH 患者其 SpO_2 经常是异常下降的。最后，异常的血流动力学和/或心电图反应均进一步提示该类患者疾病的严重程度进展及预后不佳。

六、确诊的慢性阻塞性肺病或间质性肺病

目前，支持在确诊 COPD 或 ILD 患者中使用 CPX 的证据正在逐渐增加，故推荐将此类运动试验运用至该类患者中。几项研究已经证实峰值耗氧量是 COPD[122,123]或

ILD[124,125]患者不良事件的预测指标。与心力衰竭的患者类似，峰值耗氧量低于 10mL·O_2·kg^{-1}·min^{-1}提示预后极差。正因为峰值耗氧量在评价肺病患者预后方面的价值，美国胸科医师学会推荐对拟行肺切除术的患者在术前行 CPX 以进行术后风险评估[126]。同时有初步证据表明，对于拟行肺切除术的 COPD 患者，VE/VCO_2斜率也是术后预后情况的有力预测指标[127]。另外，CPX 评估通气效率的能力在评价 COPD 或 ILD 患者有无合并继发性 PH 中具有一定价值[128,129]。随着 VE/VCO_2斜率逐渐升高，$P_{ET}CO_2$逐渐下降，分别超过正常范围，存在继发性 PH 的可能性逐渐上升。该类患者的诊断及预后分层表请见附表 6。峰值耗氧量、VE/VCO_2斜率和 $P_{ET}CO_2$是该类患者行 CPX 时的主要观察指标。当上述指标进展至红色区域时，患者发生不良事件的风险及合并继发性 PH 的可能性升高。此外，标准运动变量进展至红色区域提示该类患者预后不佳。

在 2016 年的指南更新中，强调在确诊的慢性阻塞性肺病或间质性肺病患者中，大多数情况下会出现一定程度的呼气流量极限（EFL）[60,61]。在这些患者中评价运动中的流量-容积环可以量化 EFL 的量级，对疾病的严重程度提供更精确的分辨。

七、疑诊心肌缺血

对于存在心肌缺血高危因素的患者，行标准的阶梯/递增负荷运动试验是临床评估的重要手段并被广泛接受[8,90,130]。对可疑心肌缺血的患者行运动试验中的通气呼气分析目前并不常见。近年来，几项研究已证实在这类患者中行 CPX 的潜在诊断价值[131,132]。近期研究发现，在使用 CPX 评估运动诱发的心肌缺血时，氧脉搏及 $\Delta VO_2/\Delta W$ 轨迹的实时变化是最有价值的指标。正常的生理情况下，在最大负荷运动试验中，上述指标均随运动负荷而升高。但在因心肌缺血导致左室功能不全的患者中，无论是氧脉搏还是 $\Delta VO_2/\Delta W$ 轨迹均过早地进入平台期或下降（见图 1）。在一项里程碑式的研究中，Belardinelli 等[133]对 202 名明确诊断冠心病（以为期 2 天的负荷及静息门控 SPECT 心肌显像作为心肌缺血诊断的金标准）的患者行 CPX，利用 logistic 回归分析，上述指标变化的平台期均能独立预测运动诱发的心肌缺血。将氧脉搏和 $\Delta VO_2/\Delta W$ 轨迹出现平台期作为运动诱发心肌缺血的诊断标准，其灵敏度和特异度分别为 87%和 74%。而心电图诊断运动诱发心肌缺血的标准为至少两个相邻导联 ST 段水平压低超过 1mm，其灵敏度为 46%、特异度为 66%。特别需要指出的一点是，增加氧脉搏及 $\Delta VO_2/\Delta W$ 轨迹的评估可以协助排除心电图检查假阳性的患者。从技术层面分析，包括由 Belardinelli 等[133]实施的试验在内，大多数研究均使用踏车式 CPX 对患者进行评估，而平板式 CPX 在心肌缺血患者中的诊断价值则需要更多的研究去证实。该类患者的诊断分层表详见附表 7。氧脉搏及 $\Delta VO_2/\Delta W$ 轨迹是该类患者行 CPX 时主要的评价指标。当上述指标逐渐进展至红色区域时，其存在运动诱发心肌缺血的可能性逐渐提升。此类患者中鉴于峰值耗氧量的变化范围可能较大，需将实际值占预计值的百分比纳入评估中。实际值占预计值百分比的逐步下降，从绿色区域进展至红色区域，提示有氧适能趋于下降，冠心病亦趋于严重。既往研究也已证实，有氧适能实际值占预计值百分比的下降与不良预后相关[134]。对于可疑心肌缺血的患者，在进行任何运动试验过程中，均需监测标准血流动力学及心电图的变化。如上述指标进展至红色区域，则进一步提示运动诱发心肌缺血的可能性增加，同时预后不佳[67]。最后，有证据提示，对于疑诊心肌缺血的患者，与诉下肢无力或心绞痛作为运动终止的主要原因者相比，诉异常呼吸困难（即 4/4：极其困难，患者无法继续）作为主要终止原因的患者预后更差[16]。尽管当前研究显示，在该类疾病中 CPX 的使用前景很有希望，但仍需更多的研究去进一步证实，尤其是无工作偏倚的队列研究。

八、疑诊线粒体肌病

CPX可以特异性地发现一些基因异常所致的心肺适能下降和运动异常[24,135]。峰值耗氧量的下降程度似乎与基因突变的严重性相关[24,136]，此外，线粒体肌病患者由于骨骼肌受累导致有氧代谢障碍，摄氧时的通气消耗显著增加，在达峰值运动量时 VE/VO_2 升高。目前，在 CPX 中可以通过外界气体重复呼吸法无创精准地定量检测心输出量[1]。利用这项技术，可以在运动试验中描记心输出量（y 轴）与耗氧量（x 轴）的关系并得到二者斜率。正常情况下，当氧气消耗与供应匹配时，$\Delta Q/\Delta VO_2$ 斜率在 5L/min。而在线粒体肌病患者中，氧气的供应远远超过利用能力，导致该斜率明显升高[24]。该类患者的诊断分层表请详见附表 8。$\Delta Q/\Delta VO_2$ 斜率和峰值 VE/VO_2 是该类患者行 CPX 主要的观察指标。随着上述指标进展至红色区域，发生线粒体肌病的可能性逐渐上升。此外，此类指标异常的程度与线粒体突变负荷的严重度相关。鉴于此类患者峰值耗氧量的变化范围较大，故也需将实际值占预计值的百分比纳入评估中。峰值耗氧量占预计值百分比的逐渐下降，即从绿色区域进展至红色区域，且与异常的 $\Delta Q/\Delta VO_2$ 斜率和峰值 VE/VO_2 一致时，提示线粒体突变负荷增加。当上述指标异常时，为了明确诊断应进一步完善肌肉活检。另外，对于可疑线粒体肌病患者，运动试验过程中需行标准血流动力学及心电图监测，若两者出现异常，多提示存在心血管异常，且不良事件发生风险升高[67]。

九、心肺运动试验评估围手术期和术后风险以及远期预后

CPX 可准确地评估个体围手术期及术后不良事件风险，这能为手术的可行性提供重要的指导。在术前评估中准确地预估患者术后远期预后也可以提供极有价值的信息。目前的文献已证实行以下几类手术前予以 CPX 评估对其预后有重要的提示作用[137-140]，包括腹主动脉瘤修复术[141-144]、根治性膀胱切除术[145]、肝移植术[146]、肝切除术[147]、肺切除术[148-152]、减肥手术[153,154]及结直肠手术[155,156]。事实上，对于拟行外科手术治疗的肺癌患者，美国胸科医师学会已在临床实践指南中推荐将 CPX 用于风险评估[126]。2014 版美国心脏病学会/ AHA 指南也在行非心脏手术的患者围手

术期心血管评估及管理中，将 CPX 作为Ⅱb 类推荐（证据等级 B）[157]。同时指南特别提出：“若患者的功能能力不详，且拟行的手术操作可能增加其心血管风险，CPX 可能是需要的。”[157]在这些文献及指南中，CPX 的三个指标被认为是对预后有评估意义的，分别为峰值 VO_2、通气阈值时的 VO_2 即无氧阈，和二氧化碳通气当量（VE/VCO_2，即通气效率）。

附表 9 列举了术前风险评估推荐的 CPX 方法，其中包括通气[15]及 Weber[68]分级系统，按逐渐定量增加的风险水平分成了 4 个等级。在 2012 年的科学声明中，并没有将通气阈值时的 VO_2（无氧阈值）作为任何 CPX 评估方法的推荐[6]。然而，使用 CPX 作为术前风险评估的相关文献已对其预测作用做了广泛的评估，并发现其为强有力的预后标志[139,158]。因此，2016 年的指南更新中推荐将通气阈值时的 VO_2 加入 CPX 术前风险评估体系中。至于这项指标的计算，推荐按照严谨的并已建立的指南，至少需要 1 位有经验的评估人员亲自审核测定方法，当然，2～3 位互盲的评估人员审核的推荐力度更大；同时需要合适的数据样本（如：10s 的滚动平均值）并使用多图形检测技术[1,19]。此外，有效并可靠的无氧阈值并不总能得到，这一点在心力衰竭患者中比较多见[159]。如果无氧阈值无法确定，为确保 CPX 的有效性，需保证患者的活动量已达到充分的水平（如呼吸交换率峰值≥1.00)，血流动力学、心电图和患者主观症状的评估也是提示预后的主要指标，故也包含在此评估方法中[67,160]。

十、心肺运动试验评估心脏瓣膜病/瓣膜功能不良

左右两侧瓣膜正常的功能对有氧运动能力至关重要。四处心脏瓣膜中任一存在疾病或功能障碍都会对心肺功能产生明显影响。反流压升高（如肺动脉高压）及心输出量（cardiac output，CO）下降是心脏瓣膜病（valvular heart disease，VHD）的两大主要危害。CPX对于心脏瓣膜病的各个方面及分期均可能有价值，特别是通过评估通气效率对肺循环血流动力学状态的监测，以及评估有氧运动能力时对心输出量增幅的评估。其中，评价通气效率时使用的二氧化碳通气当量斜率在检测肺动脉压升高方面具有重要作用[10,112,161]。由于肺动脉高压多继发于左心瓣膜病[162]，所以对 VE/VCO_2 斜率的评估是很有意义的。

对于存在严重主动脉瓣狭窄却无临床症状的患者来说，欧洲心脏病协会及欧洲心胸外科协会的指南认为，运

动中出现症状或运动中出现血压较静息下降，为有价值的异常反应，提示需行主动脉瓣置换术（推荐级别分别为Ⅰ类和Ⅱa类，证据等级为C）[163]。Levy等研究者[164]在一些无症状的主动脉瓣严重狭窄的患者中发现，在运动中出现异常反应的患者，其VE/VCO_2斜率多升高，且峰值VO_2下降，随后多需行主动脉瓣置换术。另一项观察中发现VE/VCO_2斜率的升高在这类患者中是失代偿心力衰竭及死亡的强烈预测指标[165]。

二尖瓣瓣膜疾病或功能不全与CPX结果之间的关系也已被验证。Izumo等研究者[166]将心力衰竭患者按照是否存在运动诱发的二尖瓣反流分组，发现存在运动诱发二尖瓣反流组的患者在CPX中峰值VO_2较另一组明显下降，并伴VE/VCO_2斜率升高[166]。Tanabe等人[167]分别对有症状的二尖瓣反流拟行手术治疗的患者在术前2～4天及术后2～4天行CPX，并以健康人作为对照。结果发现，与健康受试者相比，二尖瓣反流患者的峰值VO_2明显下降伴VE/VCO_2斜率升高。手术并不能立即使峰值VO_2提升，但可以显著降低VE/VCO_2斜率，但较健康对照组仍较高。Banning等[168]在二尖瓣狭窄患者中也观察到手术可以迅速使VE/VCO_2斜率显著下降。峰值VO_2虽未在术后即刻明显改善，但在术后10周随访中发现其显著提升。

De Meester 等人[169]近期报道了在轻至中度肺动脉狭窄的患者中，与健康对照组相比，其峰值 VO_2 显著下降，VE/VCO_2 斜率显著升高。Chowdhury 等人[170]评估了混合型肺动脉瓣疾病的患者瓣膜置换术前后 CPX 结果的差异，发现术后 6 个月，患者的 VE/VCO_2 斜率明显下降，但峰值 VO_2 无明显变化。

附表 10 说明了对心脏瓣膜疾病患者推荐的 CPX 方法。目前的证据提示通气效率（如：VE/VCO_2 斜率）可能是评估该类患者疾病严重程度、预后及术后恢复的重要指标。峰值 VO_2 也是评价这类患者心输出量受损程度及有氧运动能力的指标。但该指标对术后患者即刻恢复的评估似乎并不敏感，尽管术后较长时间可能有所改善。我们推荐按照通气功能分级系统对 VE/VCO_2 斜率进行分级[15]，<30 为正常值，当其数值越高，提示瓣膜病严重程度越高，预后越差。由于心脏瓣膜病的患者峰值 VO_2 变化范围较大，故建议同时使用 Weber 分级系统[68]及 Wasserman[65]和 Hansen[64]等人推荐的预测公式评价患者峰值 VO_2。收缩压的评估也很重要，因为 CPX 过程中收缩压的下降对未来心输出量提升的临界阈值具有提示作用[171]。在收缩压下降时的 VO_2 及运动负荷将有助于了解心脏瓣膜病所致的功能受损程度。应对心电图反应进行标准评价，任何心电图的异常都应被记录并提示整体的心脏功能不全。最

后，CPX 中如出现心绞痛或呼吸困难导致试验停止也被认为是异常反应[171]。

十一、心肺运动试验对表面健康人群的评估

有氧运动能力是表面健康人群未来发生不良事件的强预测因子之一[67,160,172-174]。在 2013 年，AHA 发表了一项政策声明，号召进行全国表面健康人群的有氧运动能力登记[175]，说明其已经意识到准确评估有氧运动能力对这类人群的整体健康水平、未来出现非传染性疾病及不良事件等风险评价的重要性。这项政策声明最终使体适能登记（Fitness Registry）及运动重要性国家登记数据库（Importance of Exercise National Database Rigistry）得以建立，二者近期发布了美国有氧运动能力评定的正常值[176]。此外，对有氧运动时生理反应的观察也为评估潜在的异常提供了大量信息，如果有异常发现，则可以在受试者被诊断某项非传染性疾病或出现最初的不良事件之前进行处理。值得注意的是，表面健康指的是缺乏医学诊断，而不是指良好的健康和高心肺适应性。事实上，在美国，大多数被定义为表面健康的人群都由于存在不良的生活习惯（如活动过

少、饮食习惯不佳、体重超标、吸烟）及不健康的危险因素（如血脂异常、高血压、高血糖）而无法达到理想的心血管健康[177]。

在 2005 年 AHA 的一项科学声明中，Lauer 等人[172]通过分析无呼出气体分析的运动试验中的数据，强有力地说明了在无症状人群中此类检查的重要性。然而，包括 CPX 在内的运动试验仍未被纳入健康人群的健康保健（如作为初级医疗机构每年体检的一部分）。显然，仍需要研究证明运动试验的整体临床价值，特别是表面健康人群在被推荐行具体的疾病检查之前行 CPX 的意义。此外，在美国无论是政府或是私人保险机构均不承担此类人群行标准运动试验或 CPX 的费用。尽管如此，表面健康人群还是可以在健身机构、以医院或大学为基础的健康中心，以及提供自费 CPX 服务的私人公司行 CPX，并进行健康评估。另外，近期美国[176]和欧洲[178]在大规模人群中得到的有氧运动能力正常值已被公布，说明在表面健康人群中行此项评估的意识正逐渐提升。考虑到表面健康人群具有行 CPX 的途径以及近期发表的研究结果[176,178]，编者认为目前有必要以循证方法进行评估。尽管如此，我们承认，当前 CPX 并不是表面健康人群的标准评价方式。正如 Lauer 等人在 2005 年 AHA 科学声明中建议的[172]，我们强烈鼓励进行更多研究以评价运动试验在该类人群中的价值。

附表 11 为表面健康人群行 CPX 的评估用法。此类人群的峰值 VO_2 变化范围较大，故以其占预期值百分比的形式评价更准确。通过通气效率的观察可以评价心肺耦合功能，当其异常时，多与有氧运动能力下降相关[178]，并可能提示存在亚临床的病理生理情况，需要进一步检查[179]。例如，在 EURO-EX 试验中，纳入了 510 名存在不同程度心血管风险但既往无心血管事件的受试者，其中 17%观察到了运动振荡通气（EOV）。此类人群与其他受试者相比，存在更差的心肺运动试验结果及气体交换模式[179]。量化的心率恢复为提高 CPX 在表面健康人群中的预后评估能力提供了另一个方向[67,172]。出现异常的血流动力学及心电图反应，以及以心绞痛或呼吸困难作为试验终止原因的人群需要做进一步检查[66,67,160]。例如：静息状态下血压正常但在运动中出现高血压反应的人群在未来出现静息高血压的风险明显升高[66]。值得注意的是，心率恢复、血流动力学、心电图及主观症状均可以通过无通气呼出气体分析的标准运动试验得到。因此，当通气呼出气体无法获得时，将上述指标与通过代谢当量所估测的有氧运动能力进行联合分析也是有价值的。在这些情况下，附表 11 中不需要通气呼气分析的部分可以用于解读试验结果。

第三章　协同评估：心肺运动试验联合多普勒超声心动图

强大的理论和实践基础均支持同时应用气体交换分析研究心脏、肺和外周生理，并联合多普勒超声心动图评估心脏血流动力学和瓣膜功能[43,180]。表 3 总结了这两种运动评估技术相结合的优势。负荷超声心动图对 CPX 有互补和协同作用，可提供心脏各腔收缩和舒张信息，并确定左、右心血流动力学和瓣膜功能对运动性能的相应影响。

表 3　CPX 和多普勒超声负荷评估的主要协同特征

CPX	多普勒超声负荷
评估运动受限中涉及的主要器官系统（心脏、外周和肺）	检测心脏收缩和松弛状态
可重复性强	评估右心室功能对运动的适应性
客观测量治疗效果	瓣膜疾病与适应模式的研究
重要的预后和诊断信息	重要的预后和诊断信息

注：CPX，即 cardiopulmonary exercise testing，心肺运动试验

CPX联合超声心动图评估的最为即时的优势是计算心输出量（CO）的可能性，可直接比较循环功率（$\dot{V}O_2$/SBP）和心脏做功输出量[平均动脉压×（心搏量/60）×心率]。因为$\dot{V}O_2$=CO×（A-VO_2），即，耗氧量=心输出量×（动脉血氧含量-静脉血氧含量），与$\dot{V}O_2$受损类似，同时评估这些变量可能阐明了外周氧摄取不足（如循环功率）和CO受限（如心脏功率）各自的作用。

当出现运动诱发的呼吸困难时，某些个体表现出$\dot{V}O_2$动力学受损，即渐进性运动中$\dot{V}O_2$由线性转变为低平模式。这种现象通常被解释为心脏不能充分增加CO，尤其是在心肌缺血[133]和左心室收缩功能严重受损时[181]。然而，这种反常的Δ$\dot{V}O_2$/ΔWR（work rate，功率）关系在运动受限的患者、无证据表明左心室收缩功能不全或冠脉储备减少的患者也可以观察到。最近一份报告[180]中，136例诊断为不同心血管疾病的患者接受了劳力性呼吸困难的评估。应用CPX联合运动时超声心动图来确定Δ$\dot{V}O_2$/ΔWR非线性增加背后的心脏机制。观察发现，36例患者（占总人群的26.5%）出现Δ$\dot{V}O_2$/ΔWR低平，并与总体功能谱的恶化（峰值$\dot{V}O_2$、VT时的$\dot{V}O_2$和氧脉搏的减少以及VE/VCO_2的增加）相关。在单变量分析中，$\dot{V}O_2$低平的决定因素有运动时的射血分数（EF）、运动时的二尖瓣反流（mitral regurgitation，MR）、静息和运动时三尖瓣环收缩期位移、运动时的肺动脉收缩压和运动时的心输出量。多变量分析确定了 $\Delta\dot{V}O_2/\Delta WR$ 低平的主要心脏决定因素是运动时肺动脉收缩压的增加和运动时三尖瓣环收缩期位移的减少。这些信息与右心室（right ventricular，RV）到肺循环（pulmonary circulation，PC）的耦联对循环功能和运动时整体性能至关重要的这一进展性证据是相符的。相比于左心室负荷，右心室对运动时压力负荷的增加更敏感，同时，右心室在不同环境中和心血管疾病不同阶段均可能出现不能适应过度负荷的表现，这与静息状态下明显的肺动脉高压（pulmonary hypertension，PH）不一定相关[182]。

约有 60%的左心室射血分数减少或保留的患者继发 PH[183]。在左心疾病中，运动诱发的 MR 是公认的 PH 决定因素，且预示不良预后，尤其是并存 RV-PC 解耦联时[184]。关于 RV-PC 解耦联在 HF 自然病程中的作用最近引起了大家新的兴趣，在运动中联合负荷超声心动图/CPX 评估可能对其研究具有一定价值。简单的评估 RV-PC 解耦联的方法可通过多普勒超声心动图的肺动脉收缩压变化和三尖瓣环收缩期位移之间的关系而无创获得[185]。出现 RV-PC 解耦联较差的表现与运动时通气效率低下紧密相关[43]。RV-PC 解耦联的评价方法及其在 CPX 中的相关因素同样与 PH 患者相关。一组原发性肺动脉高压患者中，结合负荷多普勒超声心动图和 CPX 的结果显示，最重要的独立预后因素是

峰值 $\dot{V}O_2$ 和肺动脉收缩压增加低下[186]。这种联合检查的方法可识别有特别高风险和治疗不充分的患者，以对其治疗决策起到作用。这些初步的数据支持了下述假说，即通过多普勒超声心动图评估 RV 收缩储备在肺动脉高压患者的随访和治疗管理中起到额外的关键作用。

最近的报道表明，CPX 联合运动时多普勒超声心动图检查可能有助于识别那些诊断为高血压的射血分数保留的 HF 患者，他们出现劳力性呼吸困难，但静息状态下左心室收缩和舒张功能正常。对于射血分数保留的 HF 和非 HF 的受试者，CPX 和多普勒超声心动图检查均显示，处于峰值运动时的大多数变量（如：E/e′、峰值 $\dot{V}O_2$ 和二氧化碳通气当量斜率），在两者间存在显著差异[187]。这些结果表明，CPX 和运动时多普勒超声心动图检查对早期识别射血分数保留的 HF 有潜在的实用性，这将促进更为积极的医疗管理，并改善临床预后[188]。

我们认识到 CPX 联合多普勒超声心动图进行评估到目前为止并没有被广泛地应用。无论是从设备角度上，还是从工作人员角度上，大多数 CPX 实验室没有能力同时结合多普勒超声心动图进行评估。对于超声心动图室来说，可能上述相反的情况也存在。或许在目前的临床和科研环境下最可行的方法是，CPX 实验室和超声心动图室尽可能靠近（即在同一中心，在同一楼层），且两个实验室同意对患者人群共同进行运动评估，合并的数据将会有临床或科研价值。在某种程度上说，如果两个实验室尽可能靠近（即从一个大厅到另一个大厅），两个实验室的设备是很容易移动的。需要对 CPX 联合多普勒超声心动图进行数据评估研究，以提供更明确的临床建议。

第四章　未来研究方向

对于众多 CPX 试验适应证来说，其证据仍在不断扩展，使得未来 CPX 的临床建议将进一步细化。对未来研究的一些具体建议如下。

文献综述显示，目前明显缺乏 CPX 如何改变患者治疗和临床决策轨迹的依据。特别是有必要明确临床实施 CPX 的益处，这将激发未来的进一步研究[189]。例如，对于心力衰竭患者，较差的 CPX 结果是否能触发更为积极的治疗方案，从而降低其死亡率及住院率？指南建议，评估 CPX 对临床影响的研究应处于高度优先地位。

指南写作小组仍然无法推荐一个能适用于任何算法中特定的 CPX 变量的权重系统。应用变量加权方法已经完成了一些评估 CPX 得分的工作，对于一个纳入多因素 Cox 回归的给定变量其得分取决于其预测强度[35,190,191]。关于将加权评分系统纳入到 CPX 算法这方面，仍需要更多的研究工作。这种方法无疑会提高 CPX 评估预后和诊断的分辨率。此外，在此次更新中新出现的 CPX 变量的价值还需要进一步研究。这样的分析将有助于确定是否有必要在当前或未来的 CPX 附录中纳入≥1 个这些新出现的变量。为了实现上述研究目标，指南写作小组计划建立国家/国际 CPX 登记，包括以在 2012 年科学声明[6]和目前更新版本中描述的所有适应证为目标所进行的研究都要被考虑到。世界各地许多高质量的实验室（即遵循目前实施建议者[19]）都在进行 CPX 评估，同时收集如超声心动图、核素成像、心导管和追踪主要不良事件等并行评估的数据。如果资料都被汇集起来，凭借高级的统计学能力可解决改进 CPX 应用的关键问题。可以应用 2013 年 AHA 政策声明[175]中阐明的建立体适能登记（Fitness Registry）及运动重要性国家登记数据库（Importance of Exercise National Database Rigistry）等相关程序来创建 CPX 扩展注册。

第五章　结论

CPX是目前有氧运动试验评估方法中的金标准。在收缩性心力衰竭行心脏移植前评估及不明原因劳力性呼吸困难的患者中，CPX已建立良好的使用流程[8,90]。同时支持在可疑或确诊的肺动脉高压及继发性肺动脉高压患者中行CPX的证据也逐渐增多，提示该类疾病目前也已成为CPX的适应证。另外，就像本文所阐述的，有证据表明CPX在其他患者人群中也提供了具有临床价值的信息。但无论行运动试验的原因如何，目前，用循证和针对试验适应证的方式解读CPX大部分有用信息仍存在困难。最新指南尝试通过整合专家意见及研究证据，制作出能轻松解读的、针对不同适应证的CPX表格，使其可通过彩色编码的方法进行数据优化并可视化，期望能改善这一状况。指南写作小组希望可以通过这样的文献简化数据解读，以扩大CPX的合理使用范围，并因此增加研究数据的临床价值。

附表 1 通用心肺运动试验报告表格

（根据运动试验适应证填写下列所有表格）

<table>
<tr><td colspan="3">运动形式：[ ]跑台 [ ]下肢功率车</td></tr>
<tr><td colspan="3">运动方案：</td></tr>
<tr><td>峰值 VO_2
（$mL\cdot O_2\cdot kg^{-1}\cdot min^{-1}$）：
□ □. □
通气阈值 VO_2
（$mL\cdot O_2\cdot kg^{-1}\cdot min^{-1}$）：
□ □. □
通气阈值占峰值 VO_2 的百分比：□ □</td><td>VO_2 峰值占预期值的百分比（%）[a]：□ □. □
RER 峰值：□. □ □</td><td>VE/VCO_2 斜率[b]：□ □. □
EOV[c] [ ]是
[ ]否</td></tr>
<tr><td>$P_{ET}CO_2$（mmHg）
静息时：□ □. □</td><td>在运动试验峰值时
VE/VO_2：□ □. □</td><td>$\Delta Q/\Delta VO_2$[d]
□ □. □</td></tr>
<tr><td>运动试验时升高：□. □</td><td></td><td></td></tr>
<tr><td colspan="3">VE/MVV[e]：□. □ □
PEF（L/min）：运动试验前□ □. □，运动试验后□ □. □
FEV1（L/min）：运动试验前□ □. □，运动试验后□ □. □</td></tr>
</table>

续表

<table>
<tr><td colspan="3">流量容积环：比较最大流量与运动时潮气流量
正常□或 呼气受限□[f]</td></tr>
<tr><td colspan="3">O_2 脉搏曲线[g]
[ ]在运动试验期间持续升高
[ ]早期持续平台
[ ]下降</td></tr>
<tr><td colspan="3">$\Delta VO_2/\Delta W$ 曲线[g]
[ ]在运动试验期间持续升高
[ ]早期持续平台
[ ]下降</td></tr>
<tr><td rowspan="2">静息心率（次/min）□ □
峰值心率（次/min）□ □
年龄预计最大心率的百分比[h]：□ □ □
1min HRR（次）：□ □</td><td>静息血压（mmHg）
□ □ □/ □ □ □
峰值血压（mmHg）
□ □ □/ □ □ □</td><td rowspan="2">静息脉氧（%）：
□ □
峰值脉氧（%）：
□ □</td></tr>
<tr><td>最大运动负荷
[ ]跑台速度/级别：
□ □. □/ □ □. □
[ ]功率自行车瓦数：
□ □ □</td></tr>
<tr><td colspan="2">心电图判断：
[ ]无心律失常/异位搏动/ST 段改变
[ ]有心律失常/异位搏动/ST 段改变：无活动受限
[ ]有心律失常/异位搏动/ST 段改变：活动受限</td><td>心电图描述</td></tr>
</table>

续表

主观症状（核对主要终止运动标准） 疲惫感[ ] 下肢无力[ ] 心绞痛[ ] 呼吸困难[ ] 其他 峰值 RPE
附加说明

注：BP，血压；CPX，心肺运动试验；ECG，心电图；EOV，运动振荡通气；ET 运动试验；HR，心率；HRR，心率恢复；O_2，氧气；$P_{ET}CO_2$，呼气末二氧化碳分压；PEF 呼气峰流速；ΔQ/ΔVO_2，心输出量变化/耗氧量变化；RER，呼吸交换率；RPE，自感劳力评分；VE/MVV，分钟通气量/最大自主通气量；VE/VCO_2，分钟通气量/二氧化碳生成量；VE/VO_2，分钟通气量/耗氧量；VO_2，耗氧量；ΔVO_2/ΔW，耗氧量变化/瓦数变化；VT，通气阈

[a] 应用 Wasserman 公式[13,14]

[b] 应用自初始到最大用力的全部运动数据计算 VE/VCO_2 斜率[13,14]

[c] EOV 定义：静息振荡模式且持续≥60%运动试验，振幅≥15%平均静息值[13,14]

[d] 需要额外设备以非侵入性再呼吸技术评估 Q 反应

[e] 直接测定基础水平 MVV（一般为 FEV_1×40）

[f] 指正常反应和呼吸受限的示例图

[g] 从初始至运动试验结束均需氧脉搏和ΔVO_2/ΔW 数据点。如需测量这些变量，应使用带有电子刹车装备的功率自行车

[h] 应用公式（峰值心率/220-年龄）×100

附表 2 心力衰竭患者的诊断和预后分层

<table>
<tr><td colspan="4">主要 CPX 变量</td></tr>
<tr><td>VE/VCO_2 斜率</td><td>VO_2 峰值 [a]</td><td>EOV</td><td>$P_{ET}CO_2$</td></tr>
<tr><td>Ventilatory Ⅰ级
VE/VCO_2 斜率
＜30.0</td><td>Weber 分级 A
VO_2 峰值
＞20.0mL·O_2·kg^{-1}·min^{-1}</td><td rowspan="2">未出现</td><td rowspan="2">静息 $P_{ET}CO_2$≥33.0mmHg
在 ET 期间有 3～8mmHg 的升高</td></tr>
<tr><td>VentilatoryⅡ级
VE/VCO_2 斜率
30.0～35.9</td><td>Weber 分级 B
VO_2 峰值 16.0～20.0mL·O_2·kg^{-1}·min^{-1}</td></tr>
<tr><td>VentilatoryⅢ级
VE/VCO_2 斜率
36.0～44.9</td><td>Weber 分级 C
VO_2 峰值 10.0～15.9mL·O_2·kg^{-1}·min^{-1}</td><td rowspan="2">出现</td><td rowspan="2">静息 $P_{ET}CO_2$＜33.0mmHg
在 ET 期间有＜3mmHg 的升高</td></tr>
<tr><td>VentilatoryⅣ级
VE/VCO_2 斜率
≥45.0</td><td>Weber 分级 D
VO_2 峰值
＜10mL·O_2·kg^{-1}·min^{-1}</td></tr>
<tr><td colspan="4">标准 ET 变量</td></tr>
<tr><td>血流动力学</td><td>ECG</td><td colspan="2">HRR</td></tr>
<tr><td>ET 时收缩压升高</td><td>在 ET 和/或恢复期间，没有持续的心律失常，异位搏动，和/或 ST 段改变</td><td colspan="2">在恢复期 1min 时＞12 次</td></tr>
</table>

续表

标准 ET 变量		
血流动力学	ECG	HRR
运动时收缩压反应平缓	在 ET 和/或恢复期间有节律改变，异位搏动，和/或 ST 段改变，没有导致试验终止	在恢复期 1min 时≤12 次
ET 时收缩压下降	在 ET 和/或恢复期间有节律改变，异位搏动，和/或 ST 段改变，导致试验终止	
患者终止试验原因		
下肢肌肉疲劳	心绞痛	呼吸困难
说明		
●所有变量处于绿色区域：未来 1～4 年病情预后良好（≥90%无事件） ——保持医学管理，4 年后重复测试 ●CPX 和标准 ET 得分位于红/黄/橙色区域提示预后进行性恶化 ——所有 CPX 变量处于红色区域：在 1～4 年内主要不良事件的风险极高（＞50%） ●CPX 和标准 ET 得分位于红/黄/橙色区域提示心衰的严重程度增加 ——所有 CPX 变量处于红色区域：心输出量显著减低，神经激素水平升高，继发性肺动脉高压可能性增高 ●CPX 和标准 ET 得分位于红/黄/橙色区域强烈提示需考虑更为积极的医学管理和外科手术治疗		

注：VE/VCO_2，分钟通气量/二氧化碳生成量；VO_2，耗氧量；EOV，运动振荡通气；$P_{ET}CO_2$，呼气末二氧化碳分压 ；BP，血压；CPX，心肺运动试验；ECG，心电图；ET，运动试验；HRR，心率恢复；RER，呼吸交换率

[a] 峰值 RER 至少达 1.00 或者试验因血流动力学或 ECG 运动反应异常而终止时，VO_2 峰值才能视为有效

附表 3　确诊或疑诊肥厚型心肌病患者的诊断和预后分层

主要 CPX 变量		
VE/VCO_2 斜率	VO_2 峰值[a]占预计值百分比	ET 中 $P_{ET}CO_2$ 顶点值[b]
Ventilatory Ⅰ级 VE/VCO_2 斜率 ＜30.0	≥100%预计值	＞37mmHg
Ventilatory Ⅱ级 VE/VCO_2 斜率 30.0～35.9	75%～99%预计值	36～30mmHg
Ventilatory Ⅲ级 VE/VCO_2 斜率 36.0～44.9	50%～75%预计值	29～20mmHg
Ventilatory Ⅳ级 VE/VCO_2 斜率 ≥45.0	＜50%预计值	＜20mmHg

标准 ET 变量	
血流动力学	ECG
ET 时收缩压升高	在 ET 和/或恢复期间，没有持续的心律失常、异位搏动和/或 ST 段改变

续表

标准 ET 变量	
血流动力学	ECG
运动时收缩压反应平缓	在 ET 和/或恢复期间有节律改变、异位搏动和/或 ST 段改变，没有导致试验终止
ET 时收缩压下降	在 ET 和/或恢复期间有节律改变、异位搏动和/或 ST 段改变，导致试验终止
说明	
●进行性增高的 VE/VCO_2 斜率，较低的 VO_2 峰值占预计值百分比和峰值 $P_{ET}CO_2$ 说明 HCM 病情更严重 ——CPX 变量从黄色区域进展到橙色区域和红色区域提示肺动脉压力升高的可能性增加 黄色区域和红色区域血流动力学和 ECG 反应预示心源性猝死的风险增加	

注：VE/VCO_2，分钟通气量/二氧化碳生成量；VO_2，耗氧量；$P_{ET}CO_2$ 顶点，呼气末二氧化碳分压顶点；BP，血压；CPX，心肺运动试验；ECG，心电图；ET，运动试验；HCM，肥厚型心肌病；VT，通气阈

[a] 峰值 RER 至少达 1.00 或者试验因血流动力学或 ECG 运动反应异常而终止时，VO_2 峰值才能视为有效。百分比预期范围来自 Wasserman 公式

[b] $P_{ET}CO_2$ 顶点值在渐进性运动试验的次极量水平即可获得，通常在 VT 后立即到达

附表 4　不明原因劳力性呼吸困难患者的诊断分层

<table>
<tr><td colspan="4">主要 CPX 变量</td></tr>
<tr><td>VE/VCO_2 斜率</td><td>VO_2 峰值[a]占预计值百分比</td><td>$P_{ET}CO_2$</td><td>VE/MVV[b]</td></tr>
<tr><td>Ventilatory Ⅰ级
VE/VCO_2 斜率
＜30.0</td><td>≥100%预计值</td><td rowspan="2">静息
$P_{ET}CO_2$36～42mmHg
在 ET 期间有
3～8mmHg 的升高</td><td rowspan="2">≤0.80</td></tr>
<tr><td>VentilatoryⅡ级
VE/VCO_2 斜率
30.0～35.9</td><td>75%～99%预计值</td></tr>
<tr><td>VentilatoryⅢ级
VE/VCO_2 斜率
36.0～44.9</td><td>50%～74%预计值</td><td rowspan="2">静息
$P_{ET}CO_2$＜36mmHg
在 ET 期间有
＜3mmHg 的升高</td><td rowspan="2">>0.80</td></tr>
<tr><td>VentilatoryⅣ级
VE/VCO_2 斜率
≥45.0</td><td>＜50%预计值</td></tr>
<tr><td colspan="4">主要 PFT 变量：流量-容积环和 FEV_1 及 PEF[c]</td></tr>
<tr><td colspan="2">exTv 环：正常</td><td colspan="2">exTv 环：呼气流量受限</td></tr>
<tr><td colspan="2">心肺运动试验前后 FEV_1 和/或 PEF 无变化</td><td colspan="2">心肺运动试验后 FEV_1 或 PEF 减少≥15%</td></tr>
</table>

续表

标准 ET 变量		
血流动力学	ECG	脉氧
ET 时收缩压升高：10mmHg/3.5ml·O_2·kg^{-1}·$min^{-1}$$VO_2$ 上升	在 ET 和/或恢复期间，没有持续的心律失常、异位搏动和/或 ST 段改变	SpO_2 较基础水平没有变化
运动时收缩压反应平缓或下降。或 ET 时收缩压过度升高：≥20mmHg/3.5ml·O_2·kg^{-1}·min^{-1} VO_2 上升	在 ET 和/或恢复期间有节律改变、异位搏动和/或 ST 段改变，没有导致试验终止	SpO_2 较基础水平下降>5%
	在 ET 和/或恢复期间有节律改变、异位搏动和/或 ST 段改变，导致试验终止	
说明		
●VO_2 峰值占预计值百分比从绿色到红色的进展反映了功能损伤的程度，不论机制如何 ●当 VE/VCO_2 斜率从黄色进展到橙色和红色，且 $P_{ET}CO_2$ 进展到红色时，应考虑机制为静息或劳力诱发肺动脉压力增加		

续表

说明
●脉氧进展到红色提示肺通气-灌注不匹配
●VE/MVV，FEV1 和 PEF 和流量容积环呈红色提示肺脏机制；在恢复的最初几分钟 FEV1 和 PEF 反应更差提示可能为 EIB；不考虑 PEF 反应，FEV1 红色也提示可能为 EIB
●血流动力学和/或 ECG 处于红色区域提示心血管机制

注：BP，血压；CPX，心肺运动试验；EIB，运动诱发气管痉挛；ET，运动试验；exTv，运动潮气量；FEV1，第一秒用力呼气容积；PEF，呼气峰流速；$P_{ET}CO_2$，呼气末二氧化碳分压 ；PFT，肺功能试验；SpO_2，外周氧饱和度；VE/VCO_2，分钟通气量/二氧化碳生成量；VE/MVV，峰值运动分钟通气量/最大通气量（最大通气量应在运动试验前直接测量）；VO_2，耗氧量

[a] 峰值 RER 至少达 1.00 或者试验因血流动力学或 ECG 运动反应异常而终止时，VO_2 峰值才能视为有效。预计值百分比来自 Wasserman 等[13]和 Hansen 等的公式[14]

[b]MVV 应于 CPX 前直接测量；大多数 CPX 系统可行 MVV 测量

[c] 呼气流量限制提示不明原因呼吸困难来自肺脏机制。CPX 后，需行 1min、3 min、5 min、7 min、10 min、15 min 及 20 min 的 FEV_1 和 PEF

附表 5　疑诊/确诊肺动脉高压/继发性肺动脉高压患者的诊断和预后分层

主要 CPX 变量		
VE/VCO_2 斜率	VO_2 峰值[a]	运动中 $P_{ET}CO_2$ 顶点值[b]
Ventilatory Ⅰ级 VE/VCO_2 斜率 ＜30.0	Weber 分级 A VO_2 峰值 ＞20.0mL·O_2·kg^{-1}·min^{-1}	＞37mmHg
Ventilatory Ⅱ级 VE/VCO_2 斜率 30.0～35.9	Weber 分级 B VO_2 峰值 16.0～20.0mL·O_2·kg^{-1}·min^{-1}	36～30 mmHg
VentilatoryⅢ级 VE/VCO_2 斜率 36.0～44.9	Weber 分级 C VO_2 峰值 10.0～15.9mL·O_2·kg^{-1}·min^{-1}	29～20mmHg
VentilatoryⅣ级 VE/VCO_2 斜率 ＞45.0	Weber 分级 D VO_2 峰值 ＜10mL·O_2·kg^{-1}·min^{-1}	＜20mmHg
标准 ET 变量		
血流动力学	心电图	脉氧
ET 时收缩压升高	在 ET 和/或恢复期间，没有持续的心律失常、异位搏动和/或 ST 段改变	SpO_2 较基线无改变
ET 时收缩压反应平缓	在 ET 和/或恢复期间有节律改变、异位搏动和/或 ST 段改变，没有导致试验终止	SpO_2 较基线下降＞5%

续表

标准 ET 变量		
血流动力学	心电图	脉氧
ET 时收缩压下降	在 ET 和/或恢复期间有节律改变、异位搏动和/或 ST 段改变，导致试验终止	SpO_2 较基线下降＞5%
说明		
●所有变量处于绿色区域：提示预后良好 ——保持医学管理，4 年后重复测试 ●CPX 和标准 ET 得分位于红/黄/橙色区域提示预后进行性恶化 ——所有 CPX 变量处于红色区域：在 1～4 年内主要不良事件的风险极高 ●CPX 和标准 ET 得分位于红/黄/橙色区域提示肺血管病变危重程度增加		
——所有 CPX 变量处于红色区域：预期肺动脉压明显增加 ●CPX 和标准 ET 得分位于红/黄/橙色区域强烈提示需考虑更为积极的医学管理		

注：VE/VCO_2，分钟通气量/二氧化碳生成量；VO_2，耗氧量；$P_{ET}CO_2$，呼气末二氧化碳分压；BP，血压；CPX，心肺运动试验；ECG，心电图；ET，运动试验；PAH，肺动脉高压；PH，肺动脉高压；RER，呼吸交换率；SpO_2，外周氧饱和度；VT，通气阈

[a] 峰值 RER 至少达 1.00 或者试验因血流动力学或 ECG 运动反应异常而终止时，VO_2 峰值才能视为有效

[b] $P_{ET}CO_2$ 顶点值在次极量水平即可获得，通常在 VT 后立即到达

附表 6　慢性阻塞性肺病/间质性肺病患者的诊断和预后分层

<table>
<tr><td colspan="5">主要 CPX 变量</td></tr>
<tr><td colspan="2">VE/VCO_2 斜率</td><td>VO_2 峰值 [a]</td><td colspan="2">$P_{ET}CO_2$</td></tr>
<tr><td colspan="2">Ventilatory Ⅰ级
VE/VCO_2 斜率
＜30.0</td><td>Weber 分级 A
VO_2 峰值
＞20.0mL · O_2 · kg^{-1} · min^{-1}</td><td colspan="2" rowspan="2">静息
$P_{ET}CO_2$≥33.0 mmHg;
运动试验中增加 3～8 mmHg</td></tr>
<tr><td colspan="2">Ventilatory Ⅱ级
VE/VCO_2 斜率
30.0～35.9</td><td>Weber 分级 B
VO_2 峰值
16.0～20.0mL · O_2·kg^{-1} · min^{-1}</td></tr>
<tr><td colspan="2">VentilatoryⅢ级
VE/VCO_2 斜率
36.0～44.9</td><td>Weber 分级 C
VO_2 峰值
10.0～15.9mL · O_2·kg^{-1} · min^{-1}</td><td colspan="2" rowspan="2">静息
$P_{ET}CO_2$＜33.0 mmHg;
运动试验中增加＜3mmHg</td></tr>
<tr><td colspan="2">Ventilatory Ⅳ级
VE/VCO_2 斜率
≥45.0</td><td>Weber 分级 D
VO_2 峰值
＜10mL · O_2 · kg^{-1} · min^{-1}</td></tr>
<tr><td colspan="5">流量-容积环</td></tr>
<tr><td colspan="3">exTv 环：正常</td><td colspan="2">exTv 环：呼气流量受限</td></tr>
<tr><td colspan="5">标准 ET 变量</td></tr>
<tr><td>血流动力学</td><td colspan="2">心电图</td><td>心率恢复</td><td>脉氧</td></tr>
<tr><td>ET 时收缩压升高</td><td colspan="2">在 ET 和/或恢复期间，没有持续的心律失常、异位搏动和/或 ST 段改变</td><td>1min 心率恢复＞12 次</td><td>SpO_2 较基线无改变</td></tr>
</table>

续表

标准 ET 变量			
血流动力学	心电图	心率恢复	脉氧
ET 时收缩压反应平缓	在 ET 和/或恢复期间有节律改变、异位搏动和/或 ST 段改变，没有导致试验终止	1min 心率恢复≤12 次	SpO_2 较基线下降＞5%
ET 时收缩压下降	在 ET 和/或恢复期间有节律改变、异位搏动和/或 ST 段改变，导致试验终止		
说明			
●所有变量处于绿色区域：未来 1～4 年病情预后良好 ——保持医学管理，4 年后重复测试 ●CPX 和标准 ET 得分位于红/黄/橙色区域提示预后进行性恶化 ——所有 CPX 变量处于红色区域：在 1～4 年内主要不良事件的风险极高 ●运动期间呼气受限提示呼吸机疲劳导致运动受限 ●CPX 和标准 ET 得分位于红/黄/橙色区域提示间质性肺疾病的严重程度增加 ——当 VE/VCO_2 斜率和 $P_{ET}CO_2$ 得分位于红色区域时继发性肺动脉高压发生率增大 ●CPX 和标准 ET 得分位于红/黄/橙色区域强烈提示需考虑更为积极的医学管理和外科手术治疗			

注：BP，血压；CPX，心肺运动试验；ET，运动试验；exTv，运动潮气量；HRR，心率恢复；$P_{ET}CO_2$，呼气末二氧化碳分压；SpO_2，外周氧饱和度；VE/VCO_2，分钟通气量/二氧化碳生成量；VO_2，耗氧量

[a] 峰值 RER 至少达 1.00 或者试验因血流动力学或 ECG 运动反应异常而终止时，VO_2 峰值才能视为有效。

附表 7　疑诊心肌缺血患者的诊断分层

<table>
<tr><th colspan="6">主要 CPX 变量</th></tr>
<tr><th colspan="2">氧脉搏轨迹[b]</th><th colspan="2">VO_2 峰值[a]占预计值百分比</th><th colspan="2">$\Delta VO_2/\Delta W$ 轨迹[b]</th></tr>
<tr><td colspan="2">在运动试验中持续升高，最大运动时可能达平台</td><td colspan="2">≥100%预计值</td><td colspan="2">在 ET 中持续增高</td></tr>
<tr><td colspan="2" rowspan="2">早期持续平台</td><td colspan="2">75%～99%预计值</td><td colspan="2" rowspan="2">早期持续平台</td></tr>
<tr><td colspan="2">50%～75%预计值</td></tr>
<tr><td colspan="2">早期平台，随后下降</td><td colspan="2"><50%预计值</td><td colspan="2">早期平台，随后下降</td></tr>
<tr><th colspan="6">标准 ET 变量</th></tr>
<tr><th colspan="3">血流动力学</th><th colspan="3">心电图</th></tr>
<tr><td colspan="3">ET 时收缩压升高</td><td colspan="3">在 ET 和/或恢复期间，没有持续的心律失常、异位搏动和/或 ST 段改变</td></tr>
<tr><td colspan="3">ET 时收缩压反应平缓</td><td colspan="3">在 ET 和/或恢复期间有节律改变、异位搏动和/或 ST 段改变，没有导致试验终止</td></tr>
</table>

续表

ET 时收缩压下降		在 ET 和/或恢复期间有节律改变、异位搏动和/或 ST 段改变，导致试验终止
患者终止试验原因		
下肢肌肉疲劳	心绞痛	呼吸困难
说明		
●VO_2 峰值占预计值百分比由绿色进展为红色，提示患者心肌缺血和心脏功能减退的程度加重 ●氧脉搏和 $\Delta VO_2/\Delta W$ 轨迹位于红色区域，提示所筛查的特定患者（体征、症状及危险因素提示冠心病风险较大）存在心肌缺血 ●当血流动力学及心电图反应位于黄色或红色区域时，提示患者运动反应异常，进一步支持所筛查的特定患者（体征、症状及危险因素提示冠心病风险较大）存在心肌缺血		

注：O_2 脉搏，氧脉搏；VO_2，耗氧量；$\Delta VO_2/\Delta W$，耗氧量变化/功率变化；BP，血压；COPD，慢性阻塞性肺病；CPX，心肺运动试验；ECG，心电图；ET，运动试验；ILD，间质性肺病；PH，肺动脉高压；RER，呼吸交换率

[a] 峰值 RER 至少达 1.00 或者试验因血流动力学或 ECG 运动反应异常而终止时，VO_2 峰值占预期百分比才能视为有效。百分比预期值范围来自 Wasserman 公式

[b] 从初始至运动试验结束均需氧脉搏和 $\Delta VO_2/\Delta W$ 数据点。如需测量这些变量，应使用带有电子刹车装备的功率自行车

附表 8　疑诊线粒体肌病患者的诊断分层

主要 CPX 变量		
$\Delta Q/\Delta VO_2$	VO_2 峰值[a]占预计值百分比	峰值 VE/VO_2
≈5	≥100%预计值	≈40
≈5	75%～99%预计值	正常上限 50
≥7	50%～75%预计值	>50
≥7	<50%预计值	>50

标准 ET 变量	
血流动力学	心电图
ET 时收缩压升高	在 ET 和/或恢复期间，没有持续的心律失常、异位搏动和/或 ST 段改变
ET 时收缩压反应平缓	在 ET 和/或恢复期间有节律改变、异位搏动和/或 ST 段改变，没有导致试验终止

续表

标准 ET 变量	
血流动力学	心电图
ET 时收缩压下降	在 ET 和/或恢复期间有节律改变、异位搏动和/或 ST 段改变，导致试验终止
说明	
● VO_2 峰值占预计值百分比由绿色进展至红色区域，提示患者线粒体功能障碍进行性加重 ●$\Delta Q/\Delta VO_2$ 和峰值 VE/VO_2 值位于红色区域，提示患者可能罹患线粒体肌病，需进行肌肉活组织病理检查以明确诊断 ●当血流动力学及心电图结果位于黄色或红色区域时，尽管不能诊断线粒体肌病，但提示患者标准运动试验异常	

注：$\Delta Q/\Delta VO_2$，心输出量变化/耗氧量变化；需要额外设备以非侵入性再呼吸技术评估对 ET 的 Q 反应；VO_2，耗氧量；VE/VO_2，分钟通气量/耗氧量；BP，血压；CPX，心肺运动试验；ECG，心电图；ET，运动试验；RER，呼吸交换率

[a] 峰值 RER 至少达 1.00 或者试验因血流动力学或 ECG 运动反应异常而终止时，VO_2 峰值占预计值百分比才能视为有效。百分比预期值范围来自 Wasserman 公式

附表 9　术前评估

<table>
<tr><td colspan="3">主要 CPX 变量</td></tr>
<tr><td>VE/VCO_2 斜率</td><td>VO_2 峰值 [a]</td><td>VT 时耗氧量</td></tr>
<tr><td>Ventilatory Ⅰ 级
VE/VCO_2 斜率
<30.0</td><td>Weber 分级 A
VO_2 峰值
>20.0mL · O_2•kg^{-1}•min^{-1}</td><td rowspan="2">≥
11.0mL · O^2 · kg^{-1} · min^{-1}</td></tr>
<tr><td>Ventilatory Ⅱ 级
VE/VCO_2 斜率
30.0～35.9</td><td>Weber 分级 B
VO_2 峰值 16.0～20.0mL · O_2•kg^{-1}•min^{-1}</td></tr>
<tr><td>Ventilatory Ⅲ 级
VE/VCO_2 斜率
36.0～44.9</td><td>Weber 分级 C
VO_2 峰值 10.0～15.9mL · O_2•kg^{-1}•min^{-1}</td><td rowspan="2"><
11.0mL · O^2 · kg^{-1} · min^{-1}</td></tr>
<tr><td>Ventilatory Ⅳ 级
VE/VCO_2 斜率
≥45.0</td><td>Weber 分级 D
VO_2 峰值
<10mL · O_2•kg^{-1}•min^{-1}</td></tr>
<tr><td colspan="3">标准 ET 变量</td></tr>
<tr><td>血流动力学</td><td colspan="2">心电图</td></tr>
<tr><td>ET 时收缩压升高</td><td colspan="2">在 ET 和/或恢复期间，没有持续的心律失常、异位搏动和/或 ST 段改变</td></tr>
</table>

续表

标准 ET 变量	
血流动力学	心电图
ET 时收缩压反应平缓	在 ET 和/或恢复期间有节律改变、异位搏动和/或 ST 段改变，没有导致试验终止
ET 时收缩压下降	在 ET 和/或恢复期间有节律改变、异位搏动和/或 ST 段改变，导致试验终止
患者终止试验的原因	
下肢肌肉疲劳	心绞痛或呼吸困难
说明	
●所有变量处于绿色区域：预后良好并且围手术期及术后发生并发症的风险低 ●CPX 和标准 ET 得分位于红/黄/橙色区域提示预后进行性恶化，且围手术期及术后发生并发症的风险更高 ●所有变量处于红色区域：主要不良事件或围手术期/术后发生并发症的风险极高，并且远期预后差	

注：BP，血压；CPX，心肺运动试验；ET，运动试验；VE/VCO_2，分钟通气量/二氧化碳生成量；VO_2，耗氧量

[a] 峰值 RER 至少达 1.00 或者试验因血流动力学或 ECG 运动反应异常而终止时，VO_2 峰值才能视为有效

附表 10 心脏瓣膜病/瓣膜功能异常

主要 CPX 变量		
VE/VCO_2 斜率	VO_2 峰值[a]	VO_2 峰值占预期百分比[b,c]
Ventilatory Ⅰ级 VE/VCO_2 斜率 ＜30.0	Weber 分级 A VO_2 峰值＞20.0mL · O_2 · kg^{-1} · min^{-1}	≥100%预期值
Ventilatory Ⅱ级 VE/VCO_2 斜率 30.0～35.9	Weber 分级 B VO_2 峰值 16.0～20.0mL · O_2 · kg^{-1} · min^{-1}	75% ～ 99% 预期值
Ventilatory Ⅲ级 VE/VCO_2 斜率 36.0～44.9	Weber 分级 C VO_2 峰值 10.0～15.9mL · O_2 · kg^{-1} · min^{-1}	50% ～ 75% 预期值
Ventilatory Ⅳ级 VE/VCO_2 斜率 ≥45.0	Weber 分级 D VO_2 峰值 ＜10mL · O_2 · kg^{-1} · min^{-1}	＜50%预期值

标准 ET 变量	
血流动力学	心电图
ET 时收缩压升高	在 ET 和/或恢复期间，没有持续的心律失常、异位搏动和/或 ST 段改变

续表

标准 ET 变量	
血流动力学	心电图
ET 时收缩压反应平缓	在 ET 和/或恢复期间有节律改变、异位搏动和/或 ST 段改变，没有导致试验终止
ET 时收缩压下降	在 ET 和/或恢复期间有节律改变、异位搏动和/或 ST 段改变，导致试验终止
患者终止试验的原因	
下肢肌肉无力	心绞痛或呼吸困难
说明	
●所有变量处于绿色区域：预后良好 ●CPX 和标准 ET 得分位于红/黄/橙色区域提示预后进行性恶化 ●CPX 和标准 ET 得分位于红/黄/橙色区域强烈提示需考虑更为积极的医学管理和外科手术治疗	

注：BP，血压；CPX，心肺运动试验；ET，运动试验；VE/VCO_2，分钟通气量/二氧化碳生成量；VO_2，耗氧量

[a] 峰值 RER 至少达 1.00 或者试验因血流动力学或 ECG 运动反应异常而终止时，VO_2 峰值才能视为有效

[b] 若耗氧量峰值处于 Weber A 级，计算预期值百分比并将其纳入说明中

[c] 应用 Wasserman[13]及 Hansen 公式[14]

附表 11　表面健康人群

主要 CPX 变量		
VO_2 峰值占预期百分比[a,b]	VE/VCO_2 斜率	EOV
≥100%预期值	Ventilatory Ⅰ 级 VE/VCO_2 斜率 <30.0	无相应表现
75%～99%预期值	Ventilatory Ⅱ 级 VE/VCO_2 斜率 30.0～35.9	
50%～75%预期值	Ventilatory Ⅲ 级 VE/VCO_2 斜率 36.0～44.9	有相应表现
<50%预期值	Ventilatory Ⅳ 级 VE/VCO_2 斜率 ≥45.0	

续表

<table>
<tr><td colspan="3">标准 ET 变量</td></tr>
<tr><td>血流动力学</td><td>心电图</td><td>HRR</td></tr>
<tr><td>ET 时收缩压升高 10mmHg/3.5ml · O_2 · kg^{-1} · $min^{-1}$$VO_2$ 上升，且舒张压无改变或轻微下降</td><td>在 ET 和/或恢复期间，没有持续的心律失常、异位搏动和/或 ST 段改变</td><td>1min 心率恢复 >12 次</td></tr>
<tr><td>高血压反应：运动时收缩压明显升高≥20mmHg/3.5ml · O_2 · kg^{-1} · min^{-1} VO_2 上升，或舒张压升高，但未导致试验终止</td><td>在 ET 和/或恢复期间有节律改变、异位搏动和/或 ST 段改变，没有导致试验终止</td><td rowspan="2">1min 心率恢复≤12 次</td></tr>
<tr><td>高血压反应：运动时收缩压明显升高≥20mmHg/3.5mL · O_2 · kg^{-1} · min^{-1} VO_2 上升，或舒张压升高，且导致试验终止
低血压反应：运动时收缩压反应平缓或下降，且导致试验终止</td><td>在 ET 和/或恢复期间有节律改变、异位搏动和/或 ST 段改变，导致试验终止</td></tr>
<tr><td colspan="3">患者终止试验原因</td></tr>
<tr><td>下肢肌肉疲劳</td><td colspan="2">心绞痛或呼吸困难</td></tr>
</table>

续表

说明
●所有变量处于绿色区域：提示正常运动反应并且预后良好 ●CPX 和标准 ET 得分位于红/黄/橙色区域提示异常运动反应 ●提示可能存在亚临床病理生理异常反应，非传染性疾病的风险增加且预后不佳 ●探索异常反应的机制

注：BP，血压；CPX，心肺运动试验；EOV，运动振荡通气；ET，运动试验；HRR，心率恢复；VE/VCO_2，分钟通气量/二氧化碳生成量；VO_2，耗氧量

[a] 应用 Wasserman[13]及 Hansen 公式[14]

[b] 峰值 RER 至少达 1.00 或者试验因血流动力学或 ECG 运动反应异常而终止时，VO_2 峰值才能视为有效

参考文献

[1] Balady GJ, Arena R, Sietsema K, et al. Clinician's guide to cardiopulmonary exercise testing in adults: a scientific statement from the American Heart Association. Circulation. 2010; 122: 191-225.

[2] Piepoli MF, Corra U, Agostoni PG, et al. Statement on cardiopulmonary exercise testing in chronic heart failure due to left ventricular dysfunction: recommendations for performance and interpretation Part II: How to perform cardiopulmonary exercise testing in chronic heart failure. Eur J Cardiovasc Prev Rehabil. 2006; 13: 300-311.

[3] Piepoli MF, Corra U, Agostoni PG, et al. Statement on cardiopulmonary exercise testing in chronic heart failure due to left ventricular dysfunction: recommendations for performance and interpretation. Part I: definition of cardio-pulmonary exercise testing parameters for appropriate use in chronic heart failure. Eur J Cardiovasc Prev Rehabil. 2006; 13: 150-164.

[4] Piepoli MF, Corra U, Agostoni PG, et al. Statement on cardiopulmonary exercise testing in chronic heart failure due to left ventricular dysfunction: recommendations for performance and interpretation Part III: Interpretation of

cardiopulmonary exercise testing in chronic heart failure and future applications. Eur J Cardiovasc Prev Rehabil. 2006; 13: 485-494.

[5] ATS/ACCP statement on cardiopulmonary exercise testing. Am J Respir Crit Care Med. 2003; 167: 211-277.

[6] Guazzi M, Adams V, Conraads V, et al. clinical recommendations for cardiopulmonary exercise testing data assessment in specific patient populations. Circulation. 2012; 126: 2261-2274.

[7] Guazzi M, Arena R, Halle M, et al. 2016 focused update: clinical recommendations for cardiopulmonary exercise testing data assessment in specific patient populations. Circulation. 2016; 133: e694-e711.

[8] Gibbons RJ, Balady GJ, Beasley JW, et al. ACC/AHA guidelines for exercise testing: a report of the American College of Cardiology/American Heart Association Task Force on Practice Guidelines（Committee on Exercise Testing）. J Am Coll Cardiol. 1997; 30: 260-311.

[9] Arena R, Myers J, Guazzi M. The clinical and research applications of aerobic capacity and ventilatory efficiency in heart failure: an evidence-based review. Heart Fail Rev. 2008; 13: 245-269.

[10] Arena R, Lavie CJ, Milani RV, et al. Cardiopulmonary exercise testing in patients with pulmonary arterial hypertension: an evidence-based review. J Heart Lung Transplant. 2010; 29: 159-173.

[11] Mezzani A, Agostoni P, Cohen-Solal A, et al. Standards for the use of cardiopulmonary exercise testing for the functional evaluation of cardiac patients: a report from the Exercise Physiology Section of the European Association for Cardiovascular Prevention and Rehabilitation. Eur J Cardiovasc Prev Rehabil. 2009; 16: 249-267.

[12] Palange P, Ward SA, Carlsen KH, et al. Recommendations on the use of exercise testing in clinical practice. Eur Respir J. 2007; 29: 185-209.

[13] Arena R, Myers J, Williams MA, et al. Assessment of functional capacity in clinical and research settings: a scientific statement from the American Heart Association Committee on Exercise, Rehabilitation, and Prevention of the Council on Clinical Cardiology and the Council on Cardiovascular Nursing. Circulation. 2007; 116: 329-343.

[14] Brunelli A, Belardinelli R, Refai M, et al. Peak oxygen consumption during cardiopulmonary exercise test improves risk stratification in candidates to major lung resection.

Chest. 2009; 135: 1260-1267.

[15] Arena R, Myers J, Abella J, et al. Development of a ventilatory classification system in patients with heart failure. Circulation. 2007; 115: 2410-2417.

[16] Abidov A, Rozanski A, Hachamovitch R, et al. Prognostic significance of dyspnea in patients referred for cardiac stress testing. N Engl J Med. 2005; 353: 1889-1898.

[17] Borg GA. Psychophysical bases of perceived exertion. Med Sci Sports Exerc. 1982; 14: 377-381.

[18] Corra U, Giordano A, Bosimini E, et al. Oscillatory ventilation during exercise in patients with chronic heart failure: clinical correlates and prognostic implications. Chest. 2002; 121:
1572-1580.

[19] Myers J, Arena R, Franklin B, et al. Recommendations for clinical exercise laboratories: a scientific statement from the American Heart Association. Circulation. 2009; 119: 3144-3161.

[20] Chase P, Arena R, Myers J, et al. Prognostic usefulness of dyspnea versus fatigue as reason for exercise test termination in patients with heart failure. Am J Cardiol. 2008; 102: 879-882.

[21] Pinkstaff S, Peberdy MA, Kontos MC, et al. Quantifying exertion level during exercise stress testing using percentage of age-predicted maximal heart rate, rate pressure product, and perceived exertion. Mayo Clin Proc. 2010; 85: 1095-1100.

[22] Jain M, Nkonde C, Lin B, et al. 85% of maximal age-predicted heart rate is not a valid endpoint for exercise treadmill testing. J Nucl Cardiol. 2011; 18: 1026-1035.

[23] Arena R, Sietsema KE. Cardiopulmonary exercise testing in the clinical evaluation of patients with heart and lung disease. Circulation. 2011; 123: 668-680.

[24] Taivassalo T, Jensen TD, Kennaway N, et al. The spectrum of exercise tolerance in mitochondrial myopathies: a study of 40 patients. Brain. 2003; 126: 413-423.

[25] Campbell SC. A comparison of the maximum voluntary ventilation with the forced expiratory volume in one second: an assessment of subject cooperation. J Occup Med. 1982; 24: 531-533.

[26] Wasserman K, Hansen JE, Sue DY, et al. Principles of Exercise Testing and Interpretation. 4th ed. Philadelphia: Lea and Febiger; 2005.

[27] Ingle L, Isted A, Witte KK, et al. Impact of different

diagnostic criteria on the prevalence and prognostic significance of exertional oscillatory ventilation in patients with chronic heart failure. Eur J Cardiovasc Prev Rehabil. 2009; 16: 451-456.

[28] Baba R, Nagashima M, Goto M, et al. Oxygen intake efficiency slope: a new index of cardiorespiratory functional reserve derived from the relationship between oxygen consumption and minute ventilation during incremental exercise. Nagoya J Med Sci. 1996; 59: 55-62.

[29] Van Laethem C, Bartunek J, Goethals M, et al. Oxygen uptake efficiency slope, a new submaximal parameter in evaluating exercise capacity in chronic heart failure patients. Am Heart J. 2005; 149: 175-180.

[30] Sun XG, Hansen JE, Stringer WW. Oxygen uptake efficiency plateau: physiology and reference values. Eur J Appl Physiol. 2012; 112: 919-928.

[31] Ehrman JK, Brawner CA, Weaver D, et al. Oxygen uptake efficiency slope and survival in patients with systolic heart failure [abstract]. J Am Coll Cardiol. 2006; 47: 155A.

[32] Davies LC, Wensel R, Georgiadou P, et al. Enhanced prognostic value from cardiopulmonary exercise testing in

chronic heart failure by non-linear analysis: oxygen uptake efficiency slope. Eur Heart J. 2006; 27: 684-690.

[33] Ingle L, Rigby AS, Sloan R, et al. Development of a composite model derived from cardiopulmonary exercise tests to predict mortality risk in patients with mild-to-moderate heart failure. Heart. 2014; 100: 781-786.

[34] Myers J, Oliveira R, Dewey F, et al. Validation of a cardiopulmonary exercise test score in heart failure. Circ Heart Fail. 2013; 6: 211-218.

[35] Coeckelberghs E, Buys R, Goetschalckx K, et al. Prognostic value of the oxygen uptake efficiency slope and other exercise variables in patients with coronary artery disease. Eur J Prev Cardiol. 2016; 23: 237-244.

[36] Myers J, Gademan M, Brunner K, et al. Effects of high-intensity training on indices of ventilatory efficiency in chronic heart failure. J Cardiopulm Rehabil Prev. 2012; 32: 9-16.

[37] Van Laethem C, Van De Veire N, De Backer G, et al. Response of the oxygen uptake efficiency slope to exercise training in patients with chronic heart failure. Eur J Heart Fail. 2007; 9: 625-629.

[38] Gademan MG, Swenne CA, Verwey HF, et al. Exercise

training increases oxygen uptake efficiency slope in chronic heart failure. Eur J Cardiovasc Prev Rehabil. 2008; 15: 140-144.

[39] Kemps HM, de Vries WR, Schmikli SL, et al. Assessment of the effects of physical training in patients with chronic heart failure: the utility of effort-independent exercise variables. Eur J Appl Physiol. 2010; 108: 469-476.

[40] Van Laethem C, Goethals M, Verstreken S, et al. Response of the oxygen uptake efficiency slope to orthotopic heart transplantation: lack of correlation with changes in central hemodynamic parameters and resting lung function. J Heart Lung Transplant. 2007; 26: 921-926.

[41] Forman DE, Guazzi M, Myers J, et al. Ventilatory power: a novel index that enhances prognostic assessment of patients with heart failure. Circ Heart Fail. 2012; 5: 621-626.

[42] Borghi-Silva A, Labate V, Arena R, et al. Exercise ventilatory power in heart failure patients: functional phenotypes definition by combining cardiopulmonary exercise testing with stress echocardiography. Int J Cardiol. 2014; 176: 1348-1349.

[43] Williams SG, Cooke GA, Wright DJ, et al. Peak exercise

cardiac power output; a direct indicator of cardiac function strongly predictive of prognosis in chronic heart failure. Eur Heart J. 2001; 22: 1496-1503.

[44] Cohen-Solal A, Tabet JY, Logeart D, et al. A non-invasively determined surrogate of cardiac power(“circulatory power”) at peak exercise is a powerful prognostic factor in chronic heart failure. Eur Heart J. 2002; 23: 806-814.

[45] Jaussaud J, Blanc P, Derval N, et al. Ventilatory response and peak circulatory power: new functional markers of response after cardiac resynchronization therapy. Arch Cardiovasc Dis. 2010; 103: 184-191.

[46] Madan N, Beachler L, Konstantinopoulos P, et al. Peak circulatory power as an indicator of clinical status in children after Fontan procedure. Pediatr Cardiol. 2010; 31: 1203-1208.

[47] Wilson JR, Rayos G, Yeoh TK, et al. Dissociation between peak exercise oxygen consumption and hemodynamic dysfunction in potential heart transplant candidates. J Am Coll Cardiol. 1995; 26: 429-435.

[48] Lang CC, Agostoni P, Mancini DM. Prognostic significance and measurement of exercise-derived hemodynamic variables

in patients with heart failure. J Card Fail. J Card Fail. 2007; 13: 672-679.

[49] Lang CC, Karlin P, Haythe J, et al. Peak cardiac power output, measured noninvasively, is a powerful predictor of outcome in chronic heart failure. Circ Heart Fail. 2009; 2: 33-38.

[50] Goda A, Lang CC, Williams P, et al. Usefulness of non-invasive measurement of cardiac output during sub-maximal exercise to predict outcome in patients with chronic heart failure. Am J Cardiol. 2009; 104: 1556-1560.

[51] Rosenblum H, Helmke S, Williams P, et al. Peak cardiac power measured noninvasively with a bioreactance technique is a predictor of adverse outcomes in patients with advanced heart failure. Congest Heart Fail. 2010; 16: 254-258.

[52] Williams SG, Jackson M, Cooke GA, et al. How do different indicators of cardiac pump function impact upon the long-term prognosis of patients with chronic heart failure? Am Heart J. 2005; 150: 983.

[53] Finocchiaro G, Haddad F, Knowles JW, et al. Cardiopulm-onary responses and prognosis in hypertrophic cardiomy-opathy: a potential role for comprehensive noninvasive

hemodynamic assessment. JACC Heart Fail. 2015; 3: 408-418.

[54] Myers J, Wong M, Adhikarla C, et al. Cardiopulmonary and noninvasive hemodynamic responses to exercise predict outcomes in heart failure. J Card Fail. 2013; 19: 101-107.

[55] Grossman W. Blood flow measurement: cardiac output and vascular resistance. In: D. Baim, ed. Grossman's Cardiac Catheterization, Angiography, and Intervention. Philadelphia, PA: Lippincott Williams & Wilkins; 2006: 148-162.

[56] Maurer MM, Burkhoff D, Maybaum S, et al. A multicenter study of noninvasive cardiac output by bioreactance during symptom-limited exercise. J Card Fail. 2009; 15: 689-699.

[57] Myers J, Gujja P, Neelagaru S, et al. Cardiac output and cardiopulmonary responses to exercise in heart failure: application of a new bio-reactance device. J Card Fail. 2007; 13: 629-636.

[58] Tang WH, Tong W. Measuring impedance in congestive heart failure: current options and clinical applications. Am Heart J. 2009; 157: 402-411.

[59] Babb TG. Exercise ventilatory limitation: the role of expiratory flow limitation. Exerc Sport Sci Rev. 2013; 41:

11-18.

[60] Johnson BD, Weisman IM, Zeballos RJ, et al. Emerging concepts in the evaluation of ventilatory limitation during exercise: the exercise tidal flow-volume loop. Chest. 1999; 116: 488-503.

[61] Dominelli PB, Guenette JA, Wilkie SS, et al. Determinants of expiratory flow limitation in healthy women during exercise. Med Sci Sports Exerc. 2011; 43: 1666-1674.

[62] Emerson SR, Kurti SP, Rosenkranz SK, et al. Decreased prevalence of exercise expiratory flow limitation from pre- to postpuberty. Med Sci Sports Exerc. 2015; 47: 1503-1511.

[63] Tantucci C, Grassi V. Flow limitation: an overview. Monaldi Arch Chest Dis. 1999; 54: 353-357.

[64] Hansen JE, Sue DY, Wasserman K. Predicted values for clinical exercise testing. Am Rev Respir Dis. 1984; 129: S49-S55.

[65] Wasserman K, Hansen JE, Sue DY, et al. Normal Values. In: Weinberg R, ed. Principles of Exercise Testing and Interpretation. 4th ed. Philadelphia, PA: Lippincott Williams and Wilkins; 2005: 160-182.

[66] Arena R, Myers J, Guazzi M. The clinical significance of

aerobic exercise testing and prescription: from apparently healthy to confirmed cardiovascular disease. Am J Lifestyle Med. 2008; 2: 519-536.

[67] Arena R, Myers J, Guazzi M. The future of aerobic exercise testing in clinical practice: is it the ultimate vital sign? Future Cardiol. 2010; 6: 325-342.

[68] Weber KT, Janicki JS, McElroy PA. Determination of aerobic capacity and the severity of chronic cardiac and circulatory failure. Circulation. 1987; 76: VI40-VI45.

[69] Mancini DM, Eisen H, Kussmaul W, et al. Value of peak exercise oxygen consumption for optimal timing of cardiac transplantation in ambulatory patients with heart failure. Circulation. 1991; 83: 778-786.

[70] Poggio R, Arazi HC, Giorgi M, et al. Prediction of severe cardiovascular events by VE/VCO_2 slope versus peak VO_2 in systolic heart failure: A meta-analysis of the published literature. Am Heart J. 2010; 160: 1004-1014.

[71] Corra U, Piepoli MF. Official document on cardiopulmonary exercise testing in chronic heart failure due to left ventricular dysfunction–recommendations for performance and interpretation. Monaldi Arch Chest Dis. 2007; 68: 6-12.

[72] Arena R, Myers J, Abella J, et al. Defining the optimal prognostic window for cardiopulmonary exercise testing in patients with heart failure. Circ Heart Fail. 2010; 3: 405-411.

[73] Guazzi M, Arena R, Ascione A, et al. Exercise oscillatory breathing and increased ventilation to carbon dioxide production slope in heart failure: an unfavorable combination with high prognostic value. Am Heart J. 2007; 153: 859-867.

[74] Arena R, Guazzi M, Myers J. Prognostic value of end-tidal carbon dioxide during exercise testing in heart failure. Int J Cardiol. 2007; 117: 103-108.

[75] Arena R, Myers J, Abella J, et al. The partial pressure of resting end-tidal carbon dioxide predicts major cardiac events in patients with systolic heart failure. Am Heart J. 2008; 156: 982-988.

[76] Arena R, Myers J, Abella J, et al. Determining the preferred percent-predicted equation for peak oxygen consumption in patients with heart failure. Circ Heart Fail. 2009; 2: 113-120.

[77] Osada N, Chaitman BR, Miller LW, et al. Cardiopulmonary exercise testing identifies low risk patients with heart

failure and severely impaired exercise capacity considered for heart transplantation [see comments]. J Am Coll Cardiol. 1998; 31: 577-582.

[78] Stelken AM, Younis LT, Jennison SH, et al. Prognostic value of cardiopulmonary exercise testing using percent achieved of predicted peak oxygen uptake for patients with ischemic and dilated cardiomyopathy. J Am Coll Cardiol. 1996; 27: 345-352.

[79] Simon MA, Kormos RL, Gorcsan J III, et al. Differential exercise performance on ventricular assist device support. J Heart Lung Transplant. 2005; 24: 1506-1512.

[80] Guazzi M, Arena R. The impact of pharmacotherapy on the cardiopulmonary exercise test response in patients with heart failure: a mini review. Curr Vasc Pharmacol. 2009; 7: 557-569.

[81] Wasserman K, Sun XG, Hansen JE. Effect of biventricular pacing on the exercise pathophysiology of heart failure. Chest. 2007; 132: 250-261.

[82] Arena R, Myers J, Abella J, et al. The prognostic value of the heart rate response during exercise and recovery in patients with heart failure: influence of beta-blockade. Int J Cardiol. 2010; 138: 166-173.

[83] Bilsel T, Terzi S, Akbulut T, et al. Abnormal heart rate recovery immediately after cardiopulmonary exercise testing in heart failure patients. Int Heart J. 2006; 47: 431-440.

[84] Guazzi M, Myers J, Arena R. Cardiopulmonary exercise testing in the clinical and prognostic assessment of diastolic heart failure. J Am Coll Cardiol. 2005; 46: 1883-1890.

[85] Guazzi M, Myers J, Peberdy MA, et al. Cardiopulmonary exercise testing variables reflect the degree of diastolic dysfunction in patients with heart failure-normal ejection fraction. J Cardiopulm Rehabil Prev. 2010; 30: 165-172.

[86] Guazzi M, Myers J, Peberdy MA, et al. Exercise oscillatory breathing in diastolic heart failure: prevalence and prognostic insights. Eur Heart J. 2008; 29: 2751-2759.

[87] Dimopoulos K, Okonko DO, Diller GP, et al. Abnormal ventilatory response to exercise in adults with congenital heart disease relates to cyanosis and predicts survival. Circulation. 2006; 113: 2796-2802.

[88] Inuzuka R, Diller GP, Borgia F, et al. Comprehensive use of cardiopulmonary exercise testing identifies adults with congenital heart disease at increased mortality risk in the

medium term/clinical perspective. Circulation. 2012; 125: 250 -259.

[89] Giardini A, Hager A, Lammers AE, et al. Ventilatory efficiency and aerobic capacity predict event-free survival in adults with atrial repair for complete transposition of the great arteries. J Am Coll Cardiol. 2009; 53: 1548-1555.

[90] Gibbons RJ, Balady GJ, Timothy BJ, et al. ACC/AHA 2002 guideline update for exercise testing: summary article: a report of the American College of Cardiology/American Heart Association Task Force on Practice Guidelines (Committee to Update the 1997 Exercise Testing Guidelines). Circulation. 2002; 106: 1883-1892.

[91] Sharma S, Firoozi S, McKenna WJ. Value of exercise testing in assessing clinical state and prognosis in hypertrophic cardiomyopathy. Cardiol Rev. 2001; 9: 70-76.

[92] Bunch TJ, Chandrasekaran K, Ehrsam JE, et al. Prognostic significance of exercise induced arrhythmias and echocardiographic variables in hypertrophic cardiomyopathy. Am J Cardiol. 2007; 99: 835-838.

[93] Drinko JK, Nash PJ, Lever HM, et al. Safety of stress testing in patients with hypertrophic cardiomyopathy. Am J Cardiol. 2004; 93: 1443-1444, A12.

[94] Sharma S, Elliott PM, Whyte G, et al. Utility of metabolic exercise testing in distinguishing hypertrophic cardiomyopathy from physiologic left ventricular hypertrophy in athletes. J Am Coll Cardiol. 2000; 36: 864-870.

[95] Arena R, Owens DS, Arevalo J, et al. Ventilatory efficiency and resting hemodynamics in hypertrophic cardiomyopathy. Med Sci Sports Exerc. 2008; 40: 799-805.

[96] Sorajja P, Allison T, Hayes C, et al. Prognostic utility of metabolic exercise testing in minimally symptomatic patients with obstructive hypertrophic cardiomyopathy. Am J Cardiol. 2012; 109: 1494-1498.

[97] Morise AP. Exercise testing in nonatherosclerotic heart disease: hypertrophic cardiomyopathy, valvular heart disease, and arrhythmias. Circulation. 2011; 123: 216-225.

[98] Elliott PM, Poloniecki J, Dickie S, et al. Sudden death in hypertrophic cardiomyopathy: identification of high risk patients. J Am Coll Cardiol. 2000; 36: 2212-2218.

[99] Ciampi Q, Betocchi S, Losi MA, et al. Abnormal blood-pressure response to exercise and oxygen consumption in patients with hypertrophic cardiomyopathy. J Nucl Cardiol. 2007; 14: 869-875.

[100] Gimeno JR, Tome-Esteban M, Lofiego C, et al.

Exercise-induced ventricular arrhythmias and risk of sudden cardiac death in patients with hypertrophic cardiomyopathy. Eur Heart J. 2009; 30: 2599-2605.

[101] Clark MV. Defining Asthma. In: Gartside M, editor. Asthma: A Clinician's Guide. Sudbury: Jones and Bartlett Learning; 2011. p. 15-34.

[102] Kukafka DS, Ciccolella D, D'Alonzo GE, et al. Exercise-induced bronchospasm in high school athletes via a free running test. Chest. 1998; 114: 1613-1622.

[103] Rundell KW, Wilber RL, Szmedra L, et al. Exercise-induced asthma screening of elite athletes: field versus laboratory exercise challenge. Med Sci Sports Exerc. 2000; 32: 309-316.

[104] Rundell KW, Jenkinson DM. Exercise-induced bronchospasm in the elite athlete. Sports Med. 2002; 32: 583-600.

[105] Clinical exercise testing with reference to lung diseases: indications, standardization and interpretation strategies. ERS Task Force on Standardization of Clinical Exercise Testing. European Respiratory Society. Eur Respir J. 1997; 10: 2662-2689.

[106] Yasunobu Y, Oudiz RJ, Sun XG, et al. End-tidal PCO_2

abnormality and exercise limitation in patients with primary pulmonary hypertension. Chest. 2005; 127: 1637-1646.

[107] Dumitrescu D, Oudiz RJ, Karpouzas G, et al. Developing pulmonary vasculopathy in systemic sclerosis, detected with non-invasive cardiopulmonary exercise testing. PLoS One. 2010; 5: e14293.

[108] Borlaug BA, Nishimura RA, Sorajja P, et al. Exercise hemodynamics enhance diagnosis of early heart failure with preserved ejection fraction. Circ Heart Fail. 2010; 3: 588-595.

[109] Borlaug BA, Paulus WJ. Heart failure with preserved ejection fraction: pathophysiology, diagnosis, and treatment. Eur Heart J. 2011; 32: 670-679.

[110] Arena R, Lavie CJ, Milani RV, et al. Cardiopulmonary exercise testing in patients with pulmonary arterial hypertension: an evidence-based review. J Heart Lung Transplant. 2010; 29: 159-173.

[111] Arena R. Detecting abnormal pulmonary hemodynamics with cardiopulmonary exercise testing. Med Sci Sports Exerc. 2011; 43: 982.

[112] Arena R. Exercise testing and training in chronic lung

disease and pulmonary arterial hypertension. Prog Cardiovasc Dis. 2011; 53: 454-463.

[113] Arena R, Guazzi M, Myers J, et al. Cardiopulmonary exercise testing in the assessment of pulmonary hypertension. Expert Rev Respir Med. 2011; 5: 281-293.

[114] Hansen JE, Sun XG, Yasunobu Y, et al. Reproducibility of cardiopulmonary exercise measurements in patients with pulmonary arterial hypertension. Chest. 2004; 126: 816-824.

[115] Hansen JE, Ulubay G, Chow BF, et al. Mixed-expired and end-tidal CO_2 distinguish between ventilation and perfusion defects during exercise testing in patients with lung and heart diseases. Chest. 2007; 132: 977-983.

[116] Oudiz RJ, Roveran G, Hansen JE, et al. Effect of sildenafil on ventilatory efficiency and exercise tolerance in pulmonary hypertension. Eur J Heart Fail. 2007; 9: 917-921.

[117] Sun XG, Hansen JE, Oudiz RJ, et al. Gas exchange detection of exercise-induced right-to-left shunt in patients with primary pulmonary hypertension. Circulation. 2002; 105: 54-60.

[118] Sun XG, Hansen JE, Oudiz RJ, et al. Exercise

pathophysiology in patients with primary pulmonary hypertension. Circulation. 2001; 104: 429-435.

[119] Ting H, Sun XG, Chuang ML, et al. A noninvasive assessment of pulmonary perfusion abnormality in patients with primary pulmonary hypertension. Chest. 2001; 119: 824-832.

[120] Miller A, Brown LK, Sloane MF, et al. Cardiorespiratory responses to incremental exercise in sarcoidosis patients with normal spirometry. Chest. 1995; 107: 323-329.

[121] Valli G, Vizza CD, Onorati P, et al. Pathophysiological adaptations to walking and cycling in primary pulmonary hypertension. Eur J Appl Physiol. 2008; 102: 417-424.

[122] Oga T, Nishimura K, Tsukino M, et al. Analysis of the factors related to mortality in chronic obstructive pulmonary disease: role of exercise capacity and health status. Am J Respir Crit Care Med. 2003; 167: 544-549.

[123] Hiraga T, Maekura R, Okuda Y, et al. Prognostic predictors for survival in patients with COPD using cardiopulmonary
exercise testing. Clin Physiol Funct Imaging. 2003; 23: 324-331.

[124] Fell CD, Liu LX, Motika C, et al. The prognostic value of

cardiopulmonary exercise testing in idiopathic pulmonary fibrosis. Am J Respir Crit Care Med. 2009; 179: 402-407.

[125] Miki K, Maekura R, Hiraga T, et al. Impairments and prognostic factors for survival in patients with idiopathic pulmonary fibrosis. Respir Med. 2003; 97: 482-490.

[126] Colice GL, Shafazand S, Griffin JP, et al. Physiologic evaluation of the patient with lung cancer being considered for resectional surgery: ACCP evidenced-based clinical practice guidelines 2nd edition）. Chest. 2007; 132: 161S-177S.

[127] Torchio R, Guglielmo M, Giardino R, et al. Exercise ventilatory inefficiency and mortality in patients with chronic obstructive pulmonary disease undergoing surgery for non-small-cell lung cancer. Eur J Cardiothorac Surg. 2010; 38: 14-19.

[128] Holverda S, Bogaard HJ, Groepenhoff H, et al. Cardiopulmonary exercise test characteristics in patients with chronic obstructive pulmonary disease and associated pulmonary hypertension. Respiration. 2008; 76: 160-167.

[129] Glaser S, Noga O, Koch B, et al. Impact of pulmonary hypertension on gas exchange and exercise capacity in

patients with pulmonary fibrosis. Respiratory Medicine. 2009; 103: 317-324.

[130] Fletcher GF, Balady GJ, Amsterdam EA, et al. Exercise standards for testing and training: a statement for healthcare professionals from the American Heart Association. Circulation. 2001; 104: 1694-1740.

[131] Pinkstaff S, Peberdy MA, Fabiato A, et al. The clinical utility of cardiopulmonary exercise testing in suspected or confirmed myocardial ischemia. Am J Lifestyle Med. 2010; 4: 327-348.

[132] Dominguez-Rodriguez A, Abreu-Gonzalez P, Avanzas P, et al. Cardiopulmonary exercise testing for the assessment of exercise capacity in patients with cardiac syndrome X. Int J Cardiol. 2012; 154: 85-87.

[133] Belardinelli R, Lacalaprice F, Carle F, et al. Exercise-induced myocardial ischaemia detected by cardiopulmonary exercise testing. Eur Heart J. 2003; 24: 1304-1313.

[134] Kim ES, Ishwaran H, Blackstone E, et al. External prognostic validations and comparisons of age- and gender-adjusted exercise capacity predictions. J Am Coll Cardiol. 2007; 50: 1867-1875.

[135] Jeppesen TD, Schwartz M, Olsen DB, et al. Oxidative

capacity correlates with muscle mutation load in mitochondrial myopathy. Ann Neurol. 2003; 54: 86-92.

[136] Tarnopolsky M. Exercise testing as a diagnostic entity in mitochondrial myopathies. Mitochondrion. 2004; 4: 529-542.

[137] Levett DZ, Grocott MP. Cardiopulmonary exercise testing for risk prediction in major abdominal surgery. Anesthesiol Clin. 2015; 33: 1-16.

[138] Sankar A, Beattie WS, Wijeysundera DN. How can we identify the high-risk patient? Curr Opin Crit Care. 2015; 21: 328-335.

[139] Hennis PJ, Meale PM, Grocott MP. Cardiopulmonary exercise testing for the evaluation of perioperative risk in non-cardiopulmonary surgery. Postgrad Med J. 2011; 87: 550-557.

[140] Stringer W, Casaburi R, Older P. Cardiopulmonary exercise testing: does it improve perioperative care and outcome? Curr Opin Anaesthesiol. 2012; 25: 178-184.

[141] Goodyear SJ, Yow H, Saedon M, et al. Risk stratification by preoperative cardiopulmonary exercise testing improves outcomes following elective abdominal aortic aneurysm surgery: a cohort study. Perioper Med（Lond）.

2013; 2: 10.

[142] Barakat HM, Shahin Y, McCollum PT, et al. Prediction of organ specific complications following abdominal aortic aneurysm repair using cardiopulmonary exercise testing. Anaesthesia. 2015; 70: 679-685.

[143] Grant SW, Hickey GL, Wisely NA, et al. Cardiopulmonary exercise testing and survival after elective abdominal aortic aneurysm repair. Br J Anaesth. 2015; 114: 430-436.

[144] Carlisle J, Swart M. Mid-term survival after abdominal aortic aneurysm surgery predicted by cardiopulmonary exercise testing. Br J Surg. 2007; 94: 966-969.

[145] Tolchard S, Angell J, Pyke M, et al. Cardiopulmonary reserve as determined by cardiopulmonary exercise testing correlates with length of stay and predicts complications after radical cystectomy. BJU Int. 2015; 115: 554-561.

[146] Mancuzo EV, Pereira RM, Sanches MD, et al. Pre-transplant aerobic capacity and prolonged hospitalization after liver transplantation. GE Port J Gastroenterol. 2015; 22: 87-92.

[147] Kasivisvanathan R, Abbassi-Ghadi N, McLeod AD, et al.

Cardiopulmonary exercise testing for predicting postoperative morbidity in patients undergoing hepatic resection surgery. HPB（Oxford）. 2015; 17: 637-643.

[148] Choi H, Mazzone P. Preoperative evaluation of the patient with lung cancer being considered for lung resection. Curr Opin Anaesthesiol. 2015; 28: 18-25.

[149] Brunelli A, Belardinelli R, Pompili C, et al. Minute ventilation-to-carbon dioxide output（VE/VCO_2）slope is the strongest predictor of respiratory complications and death after pulmonary resection. Ann Thorac Surg. 2012; 93: 1802-1806.

[150] Kallianos A, Rapti A, Tsimpoukis S, et al. Cardiopulmonary exercise testing（CPET）as preoperative test before lung resection. In Vivo. 2014; 28: 1013-1020.

[151] Bobbio A, Chetta A, Internullo E, et al. Exercise capacity assessment in patients undergoing lung resection. Eur J Cardiothorac Surg. 2009; 35: 419-422.

[152] Torchio R, Guglielmo M, Giardino R, et al. Exercise ventilatory inefficiency and mortality in patients with chronic obstructive pulmonary disease undergoing surgery for non-small-cell lung cancer. Eur J Cardiothorac Surg. 2010; 38: 14-19.

[153] Hennis PJ, Meale PM, Hurst RA, et al. Cardiopulmonary exercise testing predicts postoperative outcome in patients undergoing gastric bypass surgery. Br J Anaesth. 2012; 109: 566-571.

[154] McCullough PA, Gallagher MJ, Dejong AT, et al. Cardiorespiratory fitness and short-term complications after bariatric surgery. Chest. 2006; 130: 517-525.

[155] West MA, Lythgoe D, Barben CP, et al. Cardiopulmonary exercise variables are associated with postoperative morbidity after major colonic surgery: a prospective blinded observational study. Br J Anaesth. 2014; 112: 665-671.

[156] West MA, Parry MG, Lythgoe D, et al. Cardiopulmonary exercise testing for the prediction of morbidity risk after rectal cancer surgery. Br J Surg. 2014; 101: 1166-1172.

[157] Fleisher LA, Fleischmann KE, Auerbach AD, et al. 2014 ACC/AHA guideline on perioperative cardiovascular evaluation and management of patients undergoing noncardiac surgery: a report of the American College of Cardiology/American Heart Association Task Force on Practice Guidelines. Circulation. 2014; 130: 2215-2245.

[158] Smith TB, Stonell C, Purkayastha S, et al. Cardiopu-

lmonary exercise testing as a risk assessment method in non cardio-pulmonary surgery: a systematic review. Anaesthesia. 2009; 64: 883-893.

[159] Corrà U, Mezzani A, Bosimini E, et al. Cardiopulmonary exercise testing and prognosis in chronic heart failure: a prognosticating algorithm for the individual patient. Chest. 2004; 126: 942-950.

[160] Fletcher GF, Ades PA, Kligfield P, et al. on behalf of the American Heart Association Exercise, Cardiac Rehabilitation, and Prevention Committee of the Council on Clinical Cardiology, Council on Nutrition, Physical Activity and Metabolism, Council on Cardiovascular and Stroke Nursing, and Council on Epidemiology and Prevention. Exercise standards for testing and training: a scientific statement from the American Heart Association. Circulation. 2013; 128: 873-934.

[161] Guazzi M, Cahalin LP, Arena R. Cardiopulmonary exercise testing as a diagnostic tool for the detection of left-sided pulmonary hypertension in heart failure. J Card Fail. 2013; 19: 461-467.

[162] Magne J, Pibarot P, Sengupta PP, et al. Pulmonary hypertension in valvular disease: a comprehensive

review on pathophysiology to therapy from the HAVEC Group. JACC Cardiovasc Imaging. 2015; 8: 83-99.

[163] Joint Task Force on the Management of Valvular Heart Disease of the European Society of Cardiology（ESC）, European Association for Cardio-Thoracic Surgery（EACTS）, Vahanian A, Alfieri O, Andreotti F, et al. Guidelines on the management of valvular heart disease（version 2012）. Eur Heart J. 2012; 33: 2451-2496.

[164] Levy F, Fayad N, Jeu A, et al. The value of cardiopulmonary exercise testing in individuals with apparently asymptomatic severe aortic stenosis: a pilot study. Arch Cardiovasc Dis. 2014; 107: 519-528.

[165] Dominguez-Rodriguez A, Abreu-Gonzalez P, Mendez-Vargas C, et al. Ventilatory efficiency predicts adverse cardiovascular events in asymptomatic patients with severe aortic stenosis and preserved ejection fraction. Int J Cardiol. 2014; 177: 1116-1118.

[166] Izumo M, Suzuki K, Moonen M, et al. Changes in mitral regurgitation and left ventricular geometry during exercise affect exercise capacity in patients with systolic heart failure. Eur J Echocardiogr. 2011; 12: 54-60.

[167] Tanabe Y, Suzuki M, Takahashi M, et al. Acute effect of

percutaneous transvenous mitral commissurotomy on ventilatory and hemodynamic responses to exercise: pathophysiological basis for early symptomatic improvement. Circulation. 1993; 88（pt 1）: 1770-1778.

[168] Banning AP, Lewis NP, Elborn JS, et al. Exercise ventilation after balloon dilatation of the mitral valve [published correction appears in Br Heart J. 1995; 74: 688]. Br Heart J. 1995; 74: 386-389.

[169] De Meester P, Buys R, Van De Bruaene A, et al. Functional and haemodynamic assessment of mild-to-moderate pulmonary valve stenosis at rest and during exercise. Heart. 2014; 100: 1354-1359.

[170] Chowdhury SM, Hijazi ZM, Fahey JT, et al. Speckle-tracking echocardiographic measures of right ventricular function correlate with improvement in exercise function after percutaneous pulmonary valve implantation. J Am Soc Echocardiogr. 2015; 28: 1036-1044.

[171] Henri C, Piérard LA, Lancellotti P, et al. Exercise testing and stress imaging in valvular heart disease. Can J Cardiol. 2014; 30: 1012-1026.

[172] Lauer M, Froelicher ES, Williams M, et al. Exercise testing in asymptomatic adults: a statement for

professionals from the American Heart Association Council on Clinical Cardiology, Subcommittee on Exercise, Cardiac Rehabilitation, and Prevention. Circulation. 2005; 12: 771-776.

[173] Kodama S, Saito K, Tanaka S, et al. Cardiorespiratory fitness as a quantitative predictor of all-cause mortality and cardiovascular events in healthy men and women: a meta-analysis. JAMA. 2009; 301: 2024-2035.

[174] Artero EG, España-Romero V, Lee DC, et al. Ideal cardiovascular health and mortality: Aerobics Center Longitudinal Study. Mayo Clin Proc. 2012; 87: 944-952.

[175] Kaminsky LA, Arena R, Beckie TM, et al. on behalf of the American Heart Association Advocacy Coordinating Committee, Council on Clinical Cardiology, and Council on Nutrition, Physical Activity and Metabolism. The importance of cardiorespiratory fitness in the United States: the need for a national registry: a policy statement from the American Heart Association. Circulation. 2013; 127: 652-662.

[176] Kaminsky L, Arena R, Myers J. Reference standards for cardiorespiratory fitness measured with cardiopulmonary exercise testing: data from the Fitness Registry and the

Importance of Exercise National Database. Mayo Clin Proc. 2015; 90: 1511-1523.

[177] Mozaffarian D, Benjamin EJ, Go AS, et al. on behalf of the American Heart Association Statistics Committee and Stroke Statistics Subcommittee. Heart disease and stroke statistics-2015 update: a report from the American Heart Association [published corrections appear in Circulation. 2015; 131: e535 and Circulation. 2016; 133: e417]. Circulation. 2015; 131: e29-e322.

[178] Loe H, Steinshamn S, Wisløff U. Cardio-respiratory reference data in 4631 healthy men and women 20-90 years: the HUNT 3 fitness study. PLoS One. 2014; 9: e113884.

[179] Guazzi M, Arena R, Pellegrino M, et al. Prevalence and characterization of exercise oscillatory ventilation in apparently healthy individuals at variable risk for cardiovascular disease: a subanalysis of the EURO-EXtrial. Eur J Prev Cardiol. 2016; 23: 328-334.

[180] Bandera F, Generati G, Pellegrino M, et al. Role of right ventricle and dynamic pulmonary hypertension on determining $\Delta VO_2/\Delta$work rate flattening: insights from cardiopulmonary exercise test combined with exercise

echocardiography. Circ Heart Fail. 2014; 7: 782-790.

[181] Tanabe Y, Nakagawa I, Ito E, et al. Hemodynamic basis of the reduced oxygen uptake relative to work rate during incremental exercise in patients with chronic heart failure. Int J Cardiol. 2002; 83: 57-62.

[182] La Gerche A, Claessen G. Is exercise good for the right ventricle? Concepts for health and disease. Can J Cardiol. 2015; 31: 502-508.

[183] Guazzi M, Borlaug BA. Pulmonary hypertension due to left heart disease. Circulation. 2012; 126: 975-990.

[184] Lancellotti P, Magne J, Dulgheru R, et al. Clinical significance of exercise pulmonary hypertension in secondary mitral regurgitation. Am J Cardiol. 2015; 115: 1454-1461.

[185] Guazzi M, Villani S, Generati G, et al. Right ventricular contractile reserve and pulmonary circulation uncoupling during exercise challenge in heart failure: pathophysiology and clinical phenotypes. JACC Heart Fail. 2016; 4（8）: 625-635.

[186] Grünig E, Tiede H, Enyimayew EO, et al. Assessment and prognostic relevance of right ventricular contractile reserve in patients with severe pulmonary hypertension.

Circulation.2013; 128: 2005-2015.

[187] Nedeljkovic I, Banovic M, Stepanovic J, et al. The combined exercise stress echocardiography and cardiopulmonary exercise test for identification of masked heart failure with preserved ejection fraction in patients with hypertension. Eur J Prev Cardiol. 2016; 23: 71-77.

[188] Guazzi M. Stress echocardiography combined with cardiopulmonary exercise testing: opening a new window into diagnosis of heart failure with preserved ejection fraction. Eur J Prev Cardiol. 2016; 23: 67-70.

[189] National Center for Advancing Translational Sciences. Translational Science Fact Sheet. https: // ncats.nih.gov/files/translation-factsheet.pdf. Accessed December 15, 2015.

[190] Guazzi M, Boracchi P, Arena R, et al. Development of a cardiopulmonary exercise prognostic score for optimizing risk stratification in heart failure: the（P）e（R）i（O）dic（B）reathing during（E）xercise（PROBE）study. J Card Fail. 2010; 16: 799-805.

[191] Myers J, Arena R, Dewey F, et al. A cardiopulmonary exercise testing score for predicting outcomes in patients with heart failure. Am Heart J. 2008; 156: 1177-1183.